コロナのウソとワクチンの真実

不安なあなたに
知ってほしい
私たちの未来

近藤 誠
和田秀樹

ビジネス社

まえがき

近藤誠

新型コロナに対する緊急事態宣言は、「医療ひっ迫」によって二転三転。このままでは、いったん解除されても宣言の再発出が繰り返され、ストレスだらけの生活を強いられ続けそうです。

・いったいコロナ騒ぎは、いつになったら終わるのか？
・せっかくワクチンを打ったのに、まだ自粛を続けろ、マスクをつけろと言うのか？

多くの読者は、こんな疑問をいだいていることでしょう。

でも実際には、コロナ問題はもう終わっているようにも見えます。日本を含め世界で大流行している「デルタ変異株」（＝インド株）にしても、最初から「弱毒株」だったと考えるのが妥当のようです。

発生地のインドで、おおぜいの人が亡くなったではないか、と思われるかもしれませんが、死者の絶対数が多いのは、人口が14億人弱と日本の10倍以上もあるからです。インド株の発生当時、感染者10万人あたりの死亡数は、非インド株が流行っていた大阪府のほうが多かったのです（拙著『新型コロナワクチン 副作用が出る人、出ない人』小学館）。

世界では、イギリス、デンマークなどコロナ対策を緩和・撤廃する国が相次いでいます。といって、コロナ封じ込めに成功したわけではありません。イギリスでは、規制を緩和・撤廃した7月からずっと、新たな感染者が毎日、万人単位で生じています。

それを、人口がイギリスの倍である日本に換算すると、9月に入っても毎日、感染者が7万人、死亡者が300人ずつ生じている計算になります。つまりイギリスは「**コロナとともに生きる**」**ことを選択した**わけです。

これに対し日本では、第5波の最盛期である8月～9月初旬でも、感染者数がおよそ2万5000人、死亡者が80人ほど。

したがって、**日本でもコロナとともに生きることは可能**でしょう。

ただ、そのためには国民が、コロナに対する考え方や受け止め方を多少とも変える必要があるように思います。

具体的には、以下の諸点につき検討するとよいでしょう。すなわち、

・ワクチンは本当に有効なのか、これまでのデータ解釈に問題はないのか
・二度打った人も、ブースト接種（追加接種）として三度目を打つべきか
・マスクや3密回避が果たして有効なのか（新型コロナは飛沫感染や接触感染だけでなく、空気感染もすることが明らかになっています）
・コロナに感染したときの対処法。解熱剤が重症化をもたらしているのではないか

といったことです。

本書では、これらの論点を含め、新型コロナやワクチンについて知られていないこと、考えておくべきことを、老年精神科医の和田秀樹さんと語り合いました。

和田さんは、ほかの精神科医とは一味違って、患者さんの心身全般に気を配っておられます。『「コロナうつ」かな？』（ワック）、『これから怖い　コロナの副作用』（ビジネス社）などの著書もあり、コロナ問題について語り合うには最適任者でしょう。

2年近くのコロナ騒ぎを見聞きしてきてつくづく思うのは、**コロナがあろうと、なかろうと、人生は続いていく**。このことです。

いずれは終わるコロナ騒ぎに巻きこまれ「心身の資本」を損ねては、これからの人生が台なしです。自粛がいきすぎて意欲が減退し、うつ傾向になったり、体の虚弱（フレイル）が生じたりはしていないでしょうか。

人生100年時代を乗り切るには、健康に関する知識や実践が大事です。

また、人生いずれかの時期に言い渡される、「がん」や「高血圧・糖尿病などの生活習慣病」についても、対処法を知っておく必要があります。

本書はコロナやワクチンだけでなく、超高齢社会の「健康と医療の真相」本でもあるので、日本人の健康観や病気への対処法の問題点についても、大いに語り合いました。

その際、病気の自慢合戦ではありませんが、和田さんと僕とがこれまで経験してきた、高血圧・糖尿病や逆流性食道炎など、体の不調や病気にどう対処してきたか、洗いざらい話し合いました。読者の皆さまにとって大いに参考になるはずです。

ところで対談では、和田さんに珠玉の言葉をいただきました。本文にも載せましたが、そのいくつかを紹介しましょう。

・人間の老化は知力や体力より、まず感情から始まる
・消極的になりがちな「ガマン」の生活を送ってはダメ
・いろいろなものから逃げて生きるより、逃げなくてもそれほどひどい目にあわないように元気になるほうが大切

皆さまの未来が、幸せに満ちたものであるよう、心から祈念しております。

2021年9月

新型コロナとワクチンをめぐる主な出来事

2020年	
1月6日	中国・武漢で原因不明の肺炎発生と厚生労働省が注意喚起
1月14日	WHOが新型コロナウイルスを確認
1月15日	日本国内で初の感染者確認
2月3日	感染発生のクルーズ船「ダイヤモンド・プリンセス」号が横浜に入港
2月13日	80代女性が国内初の感染死亡
3月29日	志村けんさん（70）が感染死亡
4月7日	1回目の緊急事態宣言（福岡～5月14日、大阪・兵庫～5月21日、東京・神奈川・千葉・埼玉～5月25日、北海道4月16日～5月25日、京都4月16日～5月21日、その他4月16日～5月14日）
4月23日	岡江久美子さん（63）が感染死亡
7月22日	「GoToキャンペーン」開始
8月28日	安倍晋三首相が辞意表明
9月16日	菅義偉内閣発足
12月8日	イギリスでワクチン接種開始
12月14日	アメリカでワクチン接種開始
12月28日	「GoToキャンペーン」全国一時停止
1月8日	2回目の緊急事態宣言（東京・神奈川・千葉・埼玉～3月21日、栃木1月14日～2月7日、愛知・岐阜・京都・大阪・兵庫・福岡1月14日～2月28日）

2021年

2月3日	新型コロナ特措法改正案可決
2月14日	ファイザー製ワクチンを国内初承認
2月17日	医療従事者向けにワクチン接種開始
3月1日	61歳女性がファイザー製ワクチン接種後死亡
4月25日	3回目の緊急事態宣言（東京・京都・大阪・兵庫～6月20日、愛知・福岡5月12日～6月20日、北海道・岡山・広島5月16日～6月20日、沖縄5月23日～9月12日）
5月21日	モデルナ、アストラゼネカ製ワクチンを国内承認
6月9日	94歳男性がモデルナ製ワクチン接種後死亡
7月12日	4回目の緊急事態宣言（東京～9月12日、神奈川・千葉・埼玉・大阪8月2日～9月12日、茨城・栃木・群馬・静岡・京都・兵庫・福岡8月20日～9月12日、北海道・宮城・岐阜・愛知・三重・滋賀・岡山・広島8月27日～9月12日）
7月23日	東京オリンピック開幕（～8月8日）
8月2日	政府が入院患者以外の感染者の原則自宅療養方針を発表
8月24日	東京パラリンピック開幕（～9月5日）
8月26日	モデルナ製ワクチンの一部に異物混入
8月28日	異物混入ワクチン接種の38歳男性、30歳男性が死亡
9月3日	菅首相が事実上の辞意表明
9月9日	宮城と岡山を除く19都道府県の緊急事態宣言を9月30日まで延長決定
9月10日	ワクチン接種後死亡1155人（ファイザー1127人、モデルナ28人）と発表

第1章　ここまでわかった新型コロナとワクチンの正体

第2章 “コロナ騒ぎ”から本当に学ぶべき私たちの未来

第3章 コロナ禍で浮き彫りとなった日本の医療の決定的な問題点

第4章 コロナの先にある人生100年時代の正しい健康思考

第1章

ここまでわかった新型コロナとワクチンの正体

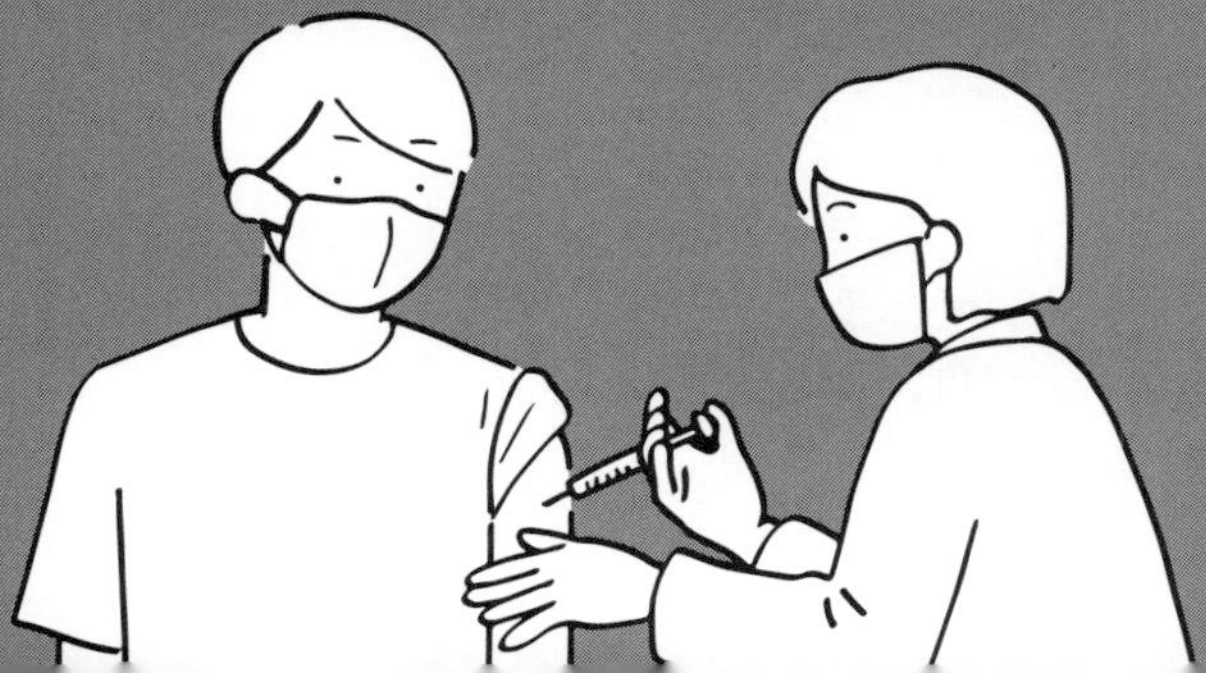

たとえワクチン接種が進んでも、コロナ騒ぎが終わらない本当の理由

近藤　お久しぶりです。最後にお話ししてから2年ぶりぐらいかな。

和田　ええ。最近、私は軽い心不全になって、そのクスリで大変なことになっています。

近藤　えっ、そうなの？　それについては、あとでゆっくりうかがいましょう。

和田　それにしても、コロナ騒ぎが終わらないですね。いつまでたっても〝ポストコロナ〟になりません。「ワクチン打っても、まだまだ安心できないぞ」って、メディアはもとより、政治家も医師会も、ずっと言い続けそうです。

「疾病利得《しっぺいりとく》」とでもいうのか、「あぶない」「こわい」って脅したほうが注目されるし、お金になるし、テレビにも呼ばれる。

コロナ騒ぎが終わってほしくない人がたくさんいるんですね。

近藤　ほとんどありえないことでも「可能性がある」って言っておいたほうが、なにかあったときに責任を追及されないという〝保身〟も働きます。実際は、感染者数を見るか、

新型コロナウイルスの変異株とは？

VOC＝懸念される変異株

α	β	γ	δ
アルファ	ベータ	ガンマ	デルタ
（イギリス）	（南アフリカ）	※（ブラジル）	（インド）
2020年11月	2020年10月	2021年1月（日本）	2020年後半

VOI＝注目すべき変異株

η	ι	κ	λ	μ
イータ	イオタ	カッパ	ラムダ	ミュー
（イギリス・ナイジェリア）	（アメリカ）	（インド）	（ペルー）	（コロンビア）
2020年12月	2020年11月	2020年12月	2020年12月	2021年1月

WHOまとめ／カッコ内は最初に見つかった国、下は検出時期
※2020年11月に確認されたが、はじめて検出されたのは日本

重症者数や死者数を見るかで、まったく解釈が変わってくるんだけど。

和田　ええ。日本のコロナ死者数は、季節性インフルエンザと同等と言っていいレベルに抑えられているのに、なぜそこに注目しないのか。

感染者数で騒いでいる限り、どれだけワクチン接種が進んでも、コロナ騒ぎは治まりません。なぜなら、変異株はどんどん出てくるし、**コロナというウイルスの性質上、一時的に治まっても冬場になると、きっとまた感染が爆発する**でしょうから。

近藤　アメリカの疾病対策センター（CDC）はPCR検査の精度や信頼性が疑

わしいと考えたようで、とうとう別の検査法も勧めだしました。
そもそもＰＣＲは、ウイルス遺伝子を増やして検出するんだけど、１本の遺伝子を何倍に増やすのかが肝心なんです。

和田　サイクル数（Ｃｔ値）の問題ですね。

近藤　そう。ＰＣＲを1サイクル回すと、遺伝子は２倍、２サイクルで4倍と、倍々で増えていき、30サイクルで10億倍、40サイクル回すと１兆倍にもなる。これに対し、28サイクルまでで「陽性」と判定された場合はウイルスに感染力があるけど、それ以上では感染力がないという研究結果が出されている。
ところが日本やアメリカでは、なぜか40サイクルも回したりしています。だから、**コロナ「陽性」となった人のほとんどは、感染力がない**はずなんです。

和田　驚きですよね、台湾では36サイクルですし。日本のサイクル数は、世界的に非常に多い。実際、サイクル数を増やすほど陽性率は上がりますしね。

近藤　いまや日本では、コロナで死ぬよりワクチンで死ぬ人のほうが多くなっていることも、一般の人はほとんど知らないでしょう。

和田　ええ。たとえば厚生労働省が発表した、**2021年7月17日から30日の新型コロナ**

死亡数は157人。その一方でワクチン接種後の死亡報告は170人。こちらのほうこそこわいですよ。

近藤　ワクチンの場合、死んでも医師が報告しないケースが多々あるから、その数倍が亡くなっている可能性があります。

死亡数は欧米の15分の1という、超がつく「コロナ優等生」の日本

近藤　実は日本は、死亡数から見たら超がつく「コロナ優等生」です。**100万人あたりのコロナ死亡数は2021年9月3日段階で129人。欧米の15分の1にすぎません。**

和田　その原因が政策にあるのか、いままでしょっちゅう風邪をひいてきたから軽い免疫があったのか、結核予防のためのBCG接種が関係しているのか。

世間で言うところの「ファクターX」が、まだ全然解明されてないですね。

近藤　僕が思うに、日本人は狭いところにおおぜい暮らして、ふつうの風邪を何度もひい

てきたから、過去にコロナ感染した経験をリンパ球が覚えていて新型コロナにも対抗する、いわゆる「交差免疫」があってね。

だから、ワクチンが広がる前から感染数も死亡数も低かったんじゃないかな。

ワクチン接種が始まって高齢者の死亡が激減したのは、ワクチンに一定の効果があったとも考えられるし、あるいは接種と並行して広がったデルタ株が弱毒性だったとか、別の可能性もある。

和田　それにしても、亡くなった人が少ないことをふつうは喜ばなきゃいけないのに、政府もマスコミも国民も「あぶない」「こわい」の大合唱です。

近藤　政府のコロナ対策も、ちぐはぐなことをやってるしね。

２０２１年の春から3回目の緊急事態宣言を出した理由は、「病床ひっ迫」でしたよね。重症病棟が満杯に迫っているということで。ところが4回目の理由は「感染者数が増えているから」。コロナで死なない若い人の感染が増えただけなのに。

しかも、4回目の緊急事態宣言期間中に、感染者も重症者も増え続けてしまった。

和田　とにかく、いつコロナ騒ぎが終息するのかが、日本は全然見えません。

イギリスのジョンソン首相なんかは、いいか悪いかは別にして、ふつうに考えたら国民

国内の感染ピーク

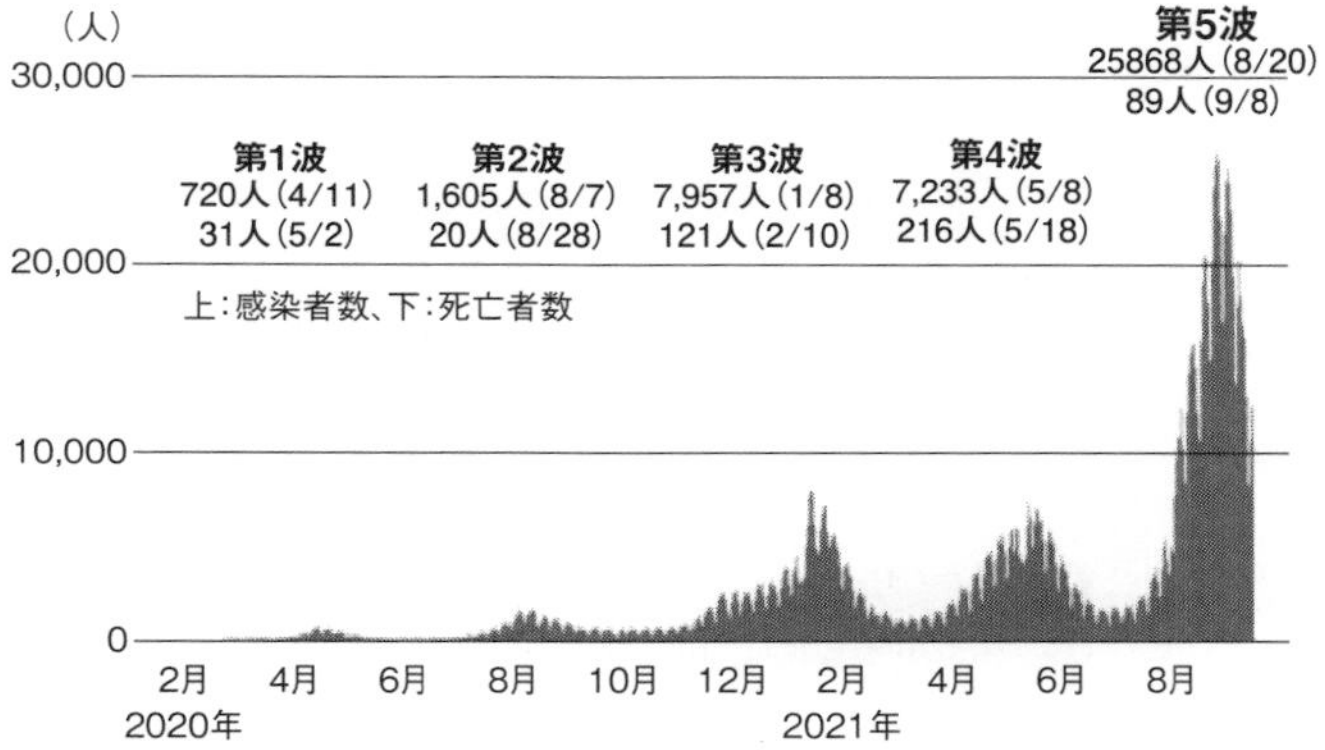

NHKまとめ、2021年9月8日時点
※クルーズ船を除く。ただし帰宅後の感染者・死者数を含む

人口100万人あたりの死者数の比較

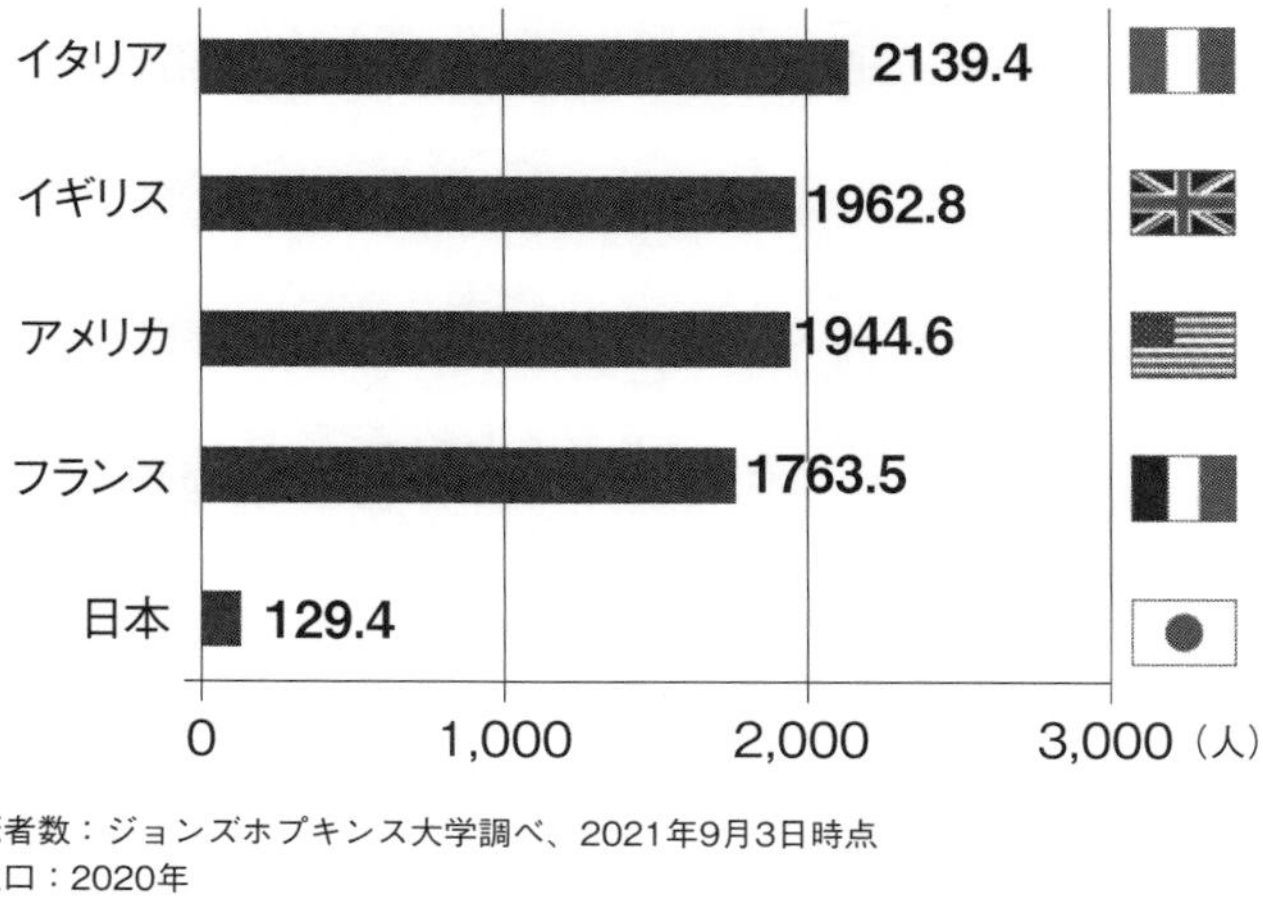

死者数：ジョンズホプキンス大学調べ、2021年9月3日時点
人口：2020年

に嫌われそうな「パンデミックまっただなかの全面規制解除」を断固、通したでしょう。

もしも日本の首相が「世界のなかでこれだけ死者数が少ないんだし、ワクチンももうじき6割、7割の人が打ち終わるから、すべて解禁します」なんて言ったら……。

近藤　マスコミとネットの袋叩きにあって、すぐ辞めさせられるでしょうね。

一方で、日本は「お願い」だけで動いて、あいまいだから、いい面もあって。フランスみたいに、大統領の一存で「全員ワクチン打て」と言われても困る。「フランスって『自由の国』じゃなかったの？」って思うね。

和田　ただ今回のコロナ騒ぎで、日本には「国民の自由を守ろう」という政党がないことは、はっきりしましたよね。

たとえばトランプ時代のアメリカの共和党は「反自粛」だったけれども、日本は自民党も公明党も立憲民主党も共産党も全部「自粛しろ」でしょ？

だれも「移動の自由も営業の自由も、憲法で保障された基本的人権だ！」なんて主張をしないんですから。

引きこもりやうつの伏線となる「マスクつけろ！」の大合唱

近藤　マスクも「無意味なんだから、もうはずそう」って、だれも言い出さないしね。**新型コロナは空気感染するから、一般のマスクなんてまったく役に立たないのに。**僕はこれまで一度もマスクをしていません。

和田　イギリスやアメリカの大きなスポーツイベントに観客がいっぱい詰めかけて「ノーマスク」「ノーディスタンス」を楽しんでいる姿が、早くから報道されていますよね。

近藤　欧米ではもともと、口を覆い隠すのは「やましいことがあるサイン」。マスクをしているのは犯罪者か、人にうつる病気を持っているっていうイメージで見られちゃうから。

和田「早く日本もマスクフリーになってほしい」と願っている人は多いと思うけど、逆に**「マスク依存症」**が問題になっていますよね。

近藤　マスクをはずすと裸でいるようで、人と話せないという。

和田　以前から「うつ病で精神科に通う患者は、ほかの科よりマスク着用率が高い」と言われていたんです。

うつ病患者は自分の感情を人に知られるのをイヤがり、他人の目線を「こわい」と感じる傾向があります。

つまり、**マスクは引きこもりやうつ病のお膳立てをしてしまう**可能性すらあるんです。

近藤　日本特有の、いろんな問題が出てきそうだね。

それから手洗いや消毒も、手にウイルスがついている状況なら空気感染で体中に付着していると考えられるから無意味。うがいも、ウイルスは粘膜に接触したとたん粘膜細胞に入って感染が成立するから無効です。

全部エビデンス（科学的証拠）が出ているんだけど、政府も専門家も率先して「マスク、手洗い、うがい」を強調してきた手前、いまさら引き下がれないんでしょう。

和田　**避けようのないものを、なんとかして避けることばかり考えているから人間らしく生きられなくなる。これは、コロナ騒ぎで見えてきた大きなテーマ**ですね。

世界中で再び感染者が急増しても、死者がほとんど増えない理由とは？

近藤　ワクチン接種率世界一のイスラエルの首相が2021年7月、「デルタ株に対するワクチンの効果は非常に低い」って公言しましたが、実は最初の中国株や、イギリス株のときにもワクチンはほとんど効いてなかったのでは、というのが僕の考え。

和田　もともと効いていなかったということですか？

近藤　そう。なぜなら、**デルタ株は中国株と比べて主な変異は1カ所だけ**なんです。なのにワクチンの効果がそう変わるってことがあるだろうか、というのが根本的な疑問で。

なぜ最初は効いたように見えたか。イスラエルやイギリスで、感染者が一時、ゼロ近くまで減ったのは、同時に実施した強力なロックダウンの効果だったんじゃないかと。

和田　たしかに、ワクチンとロックダウンのどちらが効いたのかは、わからないですね。

近藤　あと、イギリスやイスラエルで感染者が再び急増したとき、死者はほとんど増えなかったでしょう。

和田　そうですね。

近藤　これは日本も含めて全世界的に同じ傾向です、ワクチン接種率に関係なく。つまりデルタ株は、感染力は強いけどかなり弱毒化しているのではないかと。

和田　となると、ワクチンの効果は、ますます見えにくいですね。

近藤　データを見ると、２０２１年6月下旬ころから始まったとされる第5波の新規感染者に占める40代以下の割合が、8月に8割を超える一方、60代以上は4月と比べて3分の1に減っています。

和田　**重症化して亡くなるのは圧倒的に高齢者だから、40代までの陽性者が爆発的に増えても死亡者数の増加には歯止めがかかっている**形ですね。だとするとワクチンが、害はあるにせよ死者を減らすのに多少は貢献しているのかなと。

近藤　そうかもしれない。ただワクチンを注射で打ったときにつくられる抗体は、主に血中を循環するＩｇＧ抗体。粘膜面に存在してウイルスを撃退するはずのＩｇＡ抗体はつくられるけれども、はやばやと減っていくようで。

したがって粘膜面に到達したウイルスは、そこで数を増やし感染が成立する。つまり、ワクチンで多少は重症化を防げるかもしれないけれども、感染は防げない。**デルタ株が広**

がったことによって、ワクチンのこの原理的な欠陥が明らかになった格好です。

それに対し、**コロナに自然に感染すると粘膜面にIgA抗体ができて、次からの感染予防効果が期待できます。**

また、新型コロナウイルスの遺伝子である、「RNA」（リボ核酸）の一種「mRNA」（メッセンジャーRNA）は、10日ぐらいで体内から消えると考えられていて。

和田　「ワクチンを打つと遺伝子が変異する」と騒いでいる人もいますね。

近藤　ええ。ところが、メッセンジャーRNAが細胞の核に入って遺伝子に影響を与えることは、理論上、起こりえません。

65歳以上の日本人の8割以上がワクチン接種を完了したのが8月上旬。高齢の重症者や死者がすごく減っている原因はワクチンにありそうだけど、ウイルスの「弱毒化」もあるかもしれない、と考えておくのが妥当かな。

ただ、ホットなニュースがあって、**「ファイザーワクチンが承認される基礎になった第三相試験の被験者を追跡すると、接種群と非接種群で死亡数は変わらなかった」**という論文が発表された。ファイザーの研究者が発表した論文だから、信用できそうです。あとで詳しく説明しましょう。

厚労省もあいまいな表現しかできない、インフルエンザワクチンの効力

和田　基本的に、メッセンジャーRNAワクチンという新しいワクチンに、みんなが過度な期待をしているのは、たしかですよね。

個人的には、いままでのワクチンと本当にそんなに違うのかという疑問があります。インフルエンザワクチンと同じで、重症化はしにくくなっても感染率は落とせないのでは？

近藤　論文をいろいろ調べたんだけど、実は**従来のインフルエンザワクチンには、重症化を防ぐ効果すらない。効果があるっていうのはフェイクニュース**ですね。

和田　えっ、そうなんですか？

近藤　厚労省のホームページの説明も、重症化を防ぐ効果が「あるとされている」という、あいまいな表現にとどめている。

ただ、昔のインフルエンザワクチンは重症化を防げたかもしれない。しかし副作用が強くて、子どもを中心に「ワクチン禍」を招いてしまった。それで製法が変更され、いま使

われているワクチンは「水のようなワクチン」と評されています。**副作用が少ない代わりに効果もないって。**

和田　実は、私は新型コロナ以前、インフルエンザのワクチンを毎年打っていました。いまも、インフルエンザのほうが新型コロナよりタチが悪いと思っているところがあって。

インフルエンザは若者も死に至らしめているし、新型コロナの味覚障害のことが騒がれましたが、インフルエンザは脳炎になるでしょう。その後遺症たるや、知的障害だの、てんかんだの、もっと大変ですよ。

近藤　実はそれにも異論があって、インフルエンザの脳症って、だいたいは薬害なんです。

第2次世界大戦後、インフルエンザや水痘《すいとう》、一般的に言うところの水ぼうそうにかかった子どものあいだで、ウイルス感染後に脳症や肝障害を起こす「ライ症候群」が世界的に起きていてね。その後、アメリカの医師が疫学調査を行い「原因はアスピリンの可能性がある」と報告したんです。

アメリカ政府は、その報告を受けてアスピリンを禁止した。日本もアメリカにならってアスピリンをやめたんだけど。その代わりに、より強い解熱剤、ポンタールとかボルタレンといったＮＳＡＩＤｓ、すなわち非ステロイド性抗炎症薬を使い始めた。

その結果、これが1990年代以降、**日本でしか発生しない奇妙かつ激烈な「インフルエンザ脳症」の原因になってしまった**わけ。

和田　一時期、続出しましたね。

近藤　そう。厚労省も「これはヤバい」となり、21世紀になって強い解熱剤をやめさせた。

そのあとの脳症の原因はタミフルですよ。

和田　タミフル脳症は有名ですね。

近藤　そうそう、和田さんが東大出身だから思い出した。東大の、たしか小児科系の教授が欧米の医学誌で、「インフルエンザ脳炎は、日本人にしか起きない脳炎だ」と主張し、MRI画像を見せて「ほら、基底核《きていかく》とかが壊死しているでしょう」と、発表したんです。

ちなみに、基底核とは大脳の中枢部分にある神経の集まりのことなんだけど。

それで僕は「違うよ。これはクスリによるサイトカインストーム（免疫の暴走）が原因だよ」ということを、世界有数の医学誌である『ランセット』に投稿したら論文が掲載されて。

和田　そうでしたか。

近藤　すると彼は、それ以降「日本だけの特別な脳炎」とは言わなくなりました。

ただ、いろいろな医学誌に載った、彼の過去の論文は取り消されていない。それで、よくわかってない医者たちがいまも、「インフルエンザで起きる、こんな珍しい脳炎がある」って、よく引用している。

こういう流れがあるから、**「インフルエンザウイルスで脳症・脳炎になる」という認識は改めたほうがいい**と思いますね。

和田　なるほど。薬害で起きる脳炎はたしかにありそうです。ただ、私が「ウイルス脳炎って、わりとひんぱんに起こるんじゃないか」と考えるようになった理由もありまして。神経内科の医者をやっていたときに、ヘルペス脳炎（体内にひそむウイルスが引き起こす、重い急性脳炎）をよく見たんです。

ヘルペスそのものはありきたりの病気だけど、脳に入ると会話もできず、体も動かせなくなってしまう。ＣＴスキャンを見たところ、脳のかなりの部分が死んでいるのがわかって、本当にこわい病気だと思いました。

近藤　ああ、ヘルペス脳炎はこわいね。ただヘルペスウイルスは脳細胞に入るけど、インフルエンザウイルスは薬害で脳細胞が壊されない限り、脳細胞に入らないと言われているから、分けて考えたほうがいいでしょう。

「解熱剤で熱が下げる」が、重症化やウイルス再増殖の一因

和田　いまはインフルエンザの発熱にも、新型コロナやコロナワクチン接種後の発熱にも、解熱鎮痛剤としてアセトアミノフェンが勧められていますね。

近藤　**アスピリンやボルタレン、ポンタール、イブプロフェン、ロキソプロフェンみたいな非ステロイド性抗炎症薬は、免疫も落とすから感染症が重症化して、死亡率が上がりやすいんです。**

その点、アセトアミノフェンは免疫を落とさないから、比較的安全と言われているね。

和田　ご著書『新型コロナとワクチンのひみつ』（ビジネス社）に、スペイン風邪の猛威はアスピリンが原因だったと書かれていますね。

近藤　1918年から流行したスペイン風邪によるアメリカでの死亡率を見ると、乳幼児と高齢者ではそれ以前のインフルエンザと大差なかった。ところが、25〜34歳の比較的若い年齢層にだけ死亡率のものすごいピークがあって。

アメリカの医師が調べたところ、その時期アスピリンが優先的に軍隊に配布され、中毒になるほどメチャクチャな量が兵士たちに処方されて、大量死が起きていました。今回の新型コロナに際しても、欧米の臨床医たちは、「すばらしい治療法と思えたものが、実際には害をなした」例として、この論文を支持しています。

和田　そういえば、2000年代に流行したSARS（重症急性呼吸器症候群）ウイルスは、湿度95％以上、温度40℃の環境で、6時間で死滅すると聞いたことがあります。

近藤　逆に言えば、**40℃の熱が出たからって解熱剤で平熱に下げると、ウイルスがなかなか死んでくれなくて、下手すると再増殖してしまう**わけ。だから、たとえアセトアミノフェンであっても、大量に使って平熱に下げたら重症化しやすくなるということです。

とにかく「熱が出たら解熱剤で下げる」という思い込みを解除しないといけない。もし高熱が出て苦しいときは、これはアメリカ式だけど水シャワーを浴びるとか、ぬるめのお湯につかるとかして熱を下げるようにすると安全です。

和田　のどの調子が悪いと、前はよくイソジンでうがいをしていましたけど、最近はお茶うがいに変えています。

近藤　**少なくともコロナに関しては、うがいに意味はない**でしょう。

和田　たぶんそうですよね。

近藤　とくにうがい薬は、殺菌成分が入っているから、理屈で考えるとむしろ有害。基本的にウイルスは鼻から入って、のどの奥で増殖します。そこに、うがい薬なんか入れたら大変。**のどの正常細胞や、もともと体内に付着している細菌の集まり、いわゆる正常細菌叢《さいきんそう》を壊してウイルスの侵入を許してしまいますから。**

期待の「抗体カクテル療法」をめぐる、医薬業界の〝利益相反〟

近藤　いまや、抗体カクテル療法が新型コロナ治療薬の本命と言われていますよね。ただ本来、クスリの効果を評価する際に見るべきところは3つあって。

まず、無作為にグループ分けして治療する群、しない群の効果を検証するランダム化比較試験かどうか。2番目は、組織体として信用できるか。

和田　どういう組織が検証しているのかという。

近藤　そうです。その試験にだれがカネを出して、だれが実行したのかということ。

そして3番目に、その内容を信頼できるか。

和田　この抗体カクテル療法を最初に開発したのは、アメリカですよね。

近藤　リジェネロンっていう製薬会社が、ほとんど独自でつくった。ところが、報告書を見たら、35人の論文筆者のうち26人が社員という。

和田　へえ。それってディオバン（高血圧治療薬。製薬会社の社員がデータの統計処理を一手に引き受け、論文の不正が発覚）のときと同じじゃないですか。

近藤　同じですね。で、今回の場合、社員以外の筆者として治験専門のセンター所属の人が入っている。いろんな病院や開業医に手配をして患者を集めてくるところの医師たちだから、結局ほとんど部外者がいなかったわけ。

和田　バリバリの利益相反関係ですね。

近藤　これを信用してくれって言われてもねえ。

それから、「回復期血漿《けっしょう》療法」の論文が出ています。新型コロナから回復した患者たちから集めた血漿には、新型コロナへの抗体がたっぷり入っているはずだから、それを新たな患者に投与して効果を見る。そういう比較試験が世界で10件ほど行われて、被験者は合わせて1万人を超えている。

ところが**結果を分析したら、死亡予防効果みたいなポジティブな影響は、なにも見られなかった。**なのに、抗体カクテル療法には効果があるっていうのは、矛盾しています。

デキサメタゾン、イベルメクチン等々、話題の治療薬の真の実力とは？

和田 となると、ほかの治療薬も推して知るべしですね。

近藤 日本でも欧米でも、いくつかの新型コロナ治療薬が使われています。

和田 「いままであったのを新型コロナに転用したクスリ」と「新しく開発したクスリ」と。

近藤 そのとおりです。ただ問題なのは、どちらも新型コロナが流行してから研究が始まったわけで、研究期間は1年もなかった。

そんな短期間で、信頼できるデータが得られるものなのかと。

和田 レムデシビル、イベルメクチン、合成ステロイドのデキサメタゾンがよく知られていますね。

近藤 デキサメタゾンは「一部の患者に有効」と発表されています。

イギリスで行われた比較試験では、いろいろな重症度の人たちを、デキサメタゾンを「使う」「使わない」グループに分けて、その後の死亡率を調べていますね。

人工呼吸器を使ったグループで、デキサメタゾン群の死亡率がかなり下がっているけど、鼻チューブなどでの酸素吸入グループは、人工呼吸器グループほど下がっていません。

一方、酸素吸入をしていないグループでは、デキサメタゾンを使った人たちのほうが、逆に死亡率が高くなっているんだよね。

和田　トランプ元大統領も使ったクスリですね。一定の効果はありそうですが……。

近藤　この研究結果から**「新型コロナで重症化した人には、デキサメタゾンを使ったほうがいい」**ということになっていて。

和田　ちなみに、これはどういった組織が行った研究ですか？

近藤　イギリスの多数の病院・医師が参加して実施されてね。しかも、論文の筆者に製薬会社の社員が含まれていない。

和田　それは信頼性につながりますね。デキサメタゾンって昔からありますよね。

近藤　１９５８年に開発されて半世紀以上、いろいろな疾患に使われてきたクスリだから、製薬会社の協力をあおぐ必要がなかったんでしょう。

和田　レムデシビルは、どうでしょうか。

近藤　これは、臨床試験をアメリカの製薬会社が実施していてね。結果は「わずかな差をもって有意差があった、効果があった」ってことになっているんだけど。

ところがその一方で、**中国を中心にイギリスの専門家たちも加わった臨床試験があって、それではまったく差が出なかったんです。**

和田　製薬会社が実施した臨床試験は、信用ならないなあ。

近藤　ええ。**レムデシビルは信用に値しない。**

和田　イベルメクチンは、コロナ治療に有効か無効か、世界的な論争がまだ続いています。ノーベル賞を受賞された大村智博士《おおむらさとし》が発見した、寄生虫の駆除に役立つクスリですが。

近藤　イベルメクチンは、大衆の期待が強くて。発展途上国を中心に「効果がある」という臨床試験の結果が何十件も報告されてはいるんだけど。

ただ、これも正直、臨床試験がいいかげんです。製薬会社はやっていませんが、一般臨床にかかわる医者たちが行った試験が多くてねえ。たしかに差は出ているんだけど、ある有力な比較試験はねつ造が疑われて、論文が取り下げられています。

一方で、アメリカ医師会誌『JAMA』に載った比較試験では、まったく差がなかった。

和田　エビデンスにもとづくと「積極的投与が支持されていない」ということになるのですが、一方でたしかに、イベルメクチンを支持する声は根強いですね。

私は効く人もいれば効かない人もいるということは、害が大きくないのなら、試す分にはいいのかなと思っています。

若いプロ野球選手が亡くなってもなお、ワクチンとの因果関係を認めない厚労省

和田　新型コロナワクチンの話に戻ると、私は「ワクチンの効果はあまり期待できないけど、多少は軽症化させてくれるんじゃないか」っていうスタンスです。

近藤　**ワクチンを打つと、「1回風邪を経験した」ことと同じ感じになる**わけでね。

和田　接種後に熱が出たりだるくなったりするのはある意味、当たり前ということで。

近藤　ワクチンを打つ以上はね。実はワクチン接種後に起こるアナフィラキシーも、すぐにアドレナリン注射を打てばほぼ死ぬことはないから、致命的な副作用というわけではないわけ。

問題は、接種後その場で倒れたまま死んでしまったり、家に帰ってから何日かして急死したりする場合でね。

和田　そういえば、中日ドラゴンズの木下雄介《きのしたゆうすけ》投手が27歳の若さで亡くなりましたね。

近藤　本当に痛ましかった。

和田　6月28日に1回目の接種をして、7月6日の練習中に「息苦しい」と言って倒れて救急搬送されたんですが、8月3日に死亡しています。

近藤　ワクチンの副作用で心筋炎になっているところに、トレーニングで負荷をかけたから心不全を引き起こして、脳の血流が低下して脳死状態に陥ったんだと思う。

事実、**ＣＤＣは「心筋炎は接種と関連している可能性がある」と発表**しているし。

和田　もちろん**厚労省は「ワクチンとの因果関係は不明」の一点張り**ですけどね。

ワクチン接種率を高めろと上から言われているのか、製薬会社との利権関係が強いからなのか、厚労省がワクチンの副作用、まして接種後の死亡との因果関係は認めたくないのはたしかです。

家族の意向で死因を明かさないと球団は言っていますが、マスコミにも報じないように仕向けているに違いないと、肌で感じています。

Dr.
近藤'sカルテ

中日の木下投手はワクチンの副作用で心筋炎↓心停止↓脳死となったのでは？

プロ野球、中日ドラゴンズの木下雄介投手（27歳）が、2021年8月3日に亡くなりました。

木下さんは7月6日、トレーニング室で休憩中に突然意識を失ったといいます。ちなみにリハビリ中で、激しい運動はしていませんでした。心肺停止状態だったためトレーナーが自動体外式除細動器（AED）で処置をし、救急車で大学病院に搬送。入院後も意識不明の状態が続き、人工呼吸器がはずせないまま、帰らぬ人となってしまいました。

死亡に至る経緯の詳細は報じられていませんが、重大な問題なので、公表されているデータにもとづいて、真相に迫ってみます。

まず、木下さんは先に心臓が止まったはず。もし脳卒中が先に起きたとしたら、意識は失うかもしれませんが、心臓拍動は急には止まらないからです。したがって、まず心臓が停止し、脳への血流が途絶え、数十秒のうちに意識を失い、脳死状態に至ったのでしょう。だとすると、種々の措置をほどこしても、回復するはずありません。

問題は、心停止をきたした原因。このぐらいの年齢のプロスポーツ選手が、休憩中に突然、心停止を起こすことはほぼありえません。

実は木下さんは6月28日、球団の職域接種で、新型コロナワクチンの第1回目接種を受けていました。ファイザーとモデルナのどちらだったかは発表されていません。が、どちらのワクチンでも、心臓に異常が生じる可能性があります。

ワクチン接種と心筋炎、心外膜炎の因果関係は、医学界では承認済みで「ワクチン関連心筋炎」という医学用語が登場したほど。権威あるアメリカ医師会の臨床雑誌『JAMA』に掲載された、200万人（うち97％がファイザーもしくはモデルナを接種）を調査したところ、20人がワクチン関連心筋炎を、37人がワクチン関連心外膜炎を発症したという研究論文においてです（JAMA. Published online August 4, 2021. doi:10.1001/jama.2021.13443）。

ほかにも8月時点で4つの医学雑誌が、それぞれ同様の事例を集めた研究を掲載しています（たとえばdoi:10.1001/jamacardio.2021.2833）。

要するに、木下さんはワクチン接種によって心筋炎か心外膜炎をきたし、心停止から脳死に至った、と考えるのが妥当でしょう。実に痛ましい事件です。

「紛れ込み」では説明がつかない、接種後だけ増える死者数の謎

近藤　厚労省は、ワクチン接種とその後の死亡事例について、いっさい因果関係を認めないし、医者たちのなかには「紛れ込みだ」って言う人たちがいるでしょう。

つまり、いま日本では1日に3800人ぐらい死んでいる。死ぬべき運命にあった人たちがたまたま、ワクチンを打たれた人たちに紛れていただけで、因果関係はないと。

和田　しょっちゅう言われていますね。

近藤　でもそうじゃないんだよ、ということを示す証拠が実はあって。

雑誌『女性セブン』（小学館）の2021年7月29日・8月5日号が、接種後に亡くなった554件の死亡例をまとめています。もし紛れ込みであれば、ワクチンを打った日、翌日、2日後って、死者の数がほぼ一定になるはずでしょう。

和田　それはそうです。日によって、死ぬ人の数が大きく変わったらおかしいですよね。

近藤　ところが『女性セブン』のまとめでは、**打った直後だけ死亡率が高くなっている。**これは因果関係を示す証拠なわけ。

もうひとつは、ワクチン接種後に亡くなった人を調べれば「この死因が何割」っていうのがわかる。紛れ込みなら、一般人口の死因の割合と同じでなきゃいけない。

和田　でも、そうはなっていないと。

近藤　医薬ビジランスセンターの浜六郎《はまろくろう》さんが、ワクチンを打ったあとに亡くなった医療従事者の統計を取っていましてね。出血性脳卒中、動脈系疾患、肺塞栓《はいそくせん》……といった、血管が詰まったり破れたりして亡くなった割合が、なんと84％。

和田　うーん。おかしいですね。

近藤　このパーセンテージは同じ年代の一般の人の4倍だから、なにか特殊なことがあったということになります。それから、**一般の高齢者が血管系で死んでいる割合もね。通常**

は25%なのに、ワクチンを打ったあとは68%強になっている。

新型コロナワクチン接種後に、なぜ血管関連の副作用が頻発するのか?

近藤 ワクチンの副作用で死ぬ原因は大きく分けてふたつあって、ひとつは一種のサイトカインストーム、つまり免疫の暴走。これは、遺体を解剖しても原因がよくわからないんです。86歳で亡くなったアメリカの野球選手、ハンク・アーロンもそうだったけど。

和田 2021年1月5日にモデルナワクチンを打って、その17日後に急死しましたね。

近藤 日本でも、接種会場で接種直後に倒れて運ばれ、そのまま亡くなった60代の男性がいました。一種のアナフィラキシーみたいな。

和田 解剖しても原因がわからないんですよね。

近藤 サイトカインとは細胞から分泌されるタンパク質の総称で、生理活性タンパク質とも呼ばれるけど、これは分泌されてもすぐ消失してしまう。

細胞と細胞のあいだで信号のキャッチボールをしているから、ホルモンと違って、あっ

ワクチン接種後と一般のケースの死因の違い

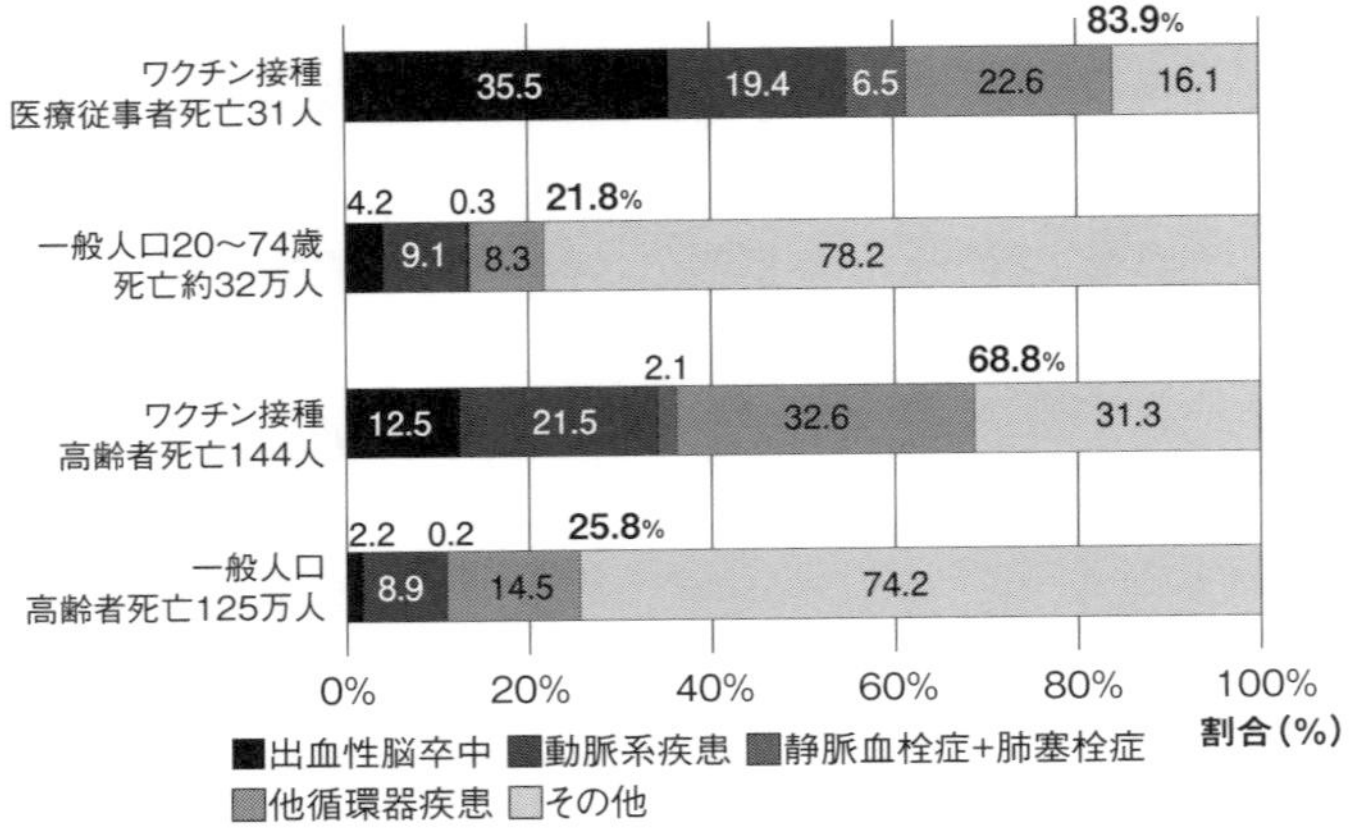

出典：『薬のチェック』JULY.2021/Vol.21 No.96 P91（医薬ビジランスセンター）

という間に消えちゃうんですね。

サイトカインの種類は何百もある。これが大量に出ると脳や心臓の機能が落ちて、呼吸や心拍が止まってしまうんだろうと考えられているんだけど。

和田 立証ができないんですね。

近藤 そう。消えたサイトカインは探せないからね。

それから、コロナワクチンでは、さっきも言ったように血管が破れたり詰まったりする副作用がすごく多いでしょう。**血管が破れる方は脳出血、くも膜下出血や大動脈瘤破裂。詰まる方は心筋梗塞や脳梗塞、それから肺の静脈に血栓が詰まる肺塞栓。これらは原因が全部同じで、ワクチンが血管**

壁に入るせいなんです。

和田　なるほど。

近藤　接種されたワクチンは、血流に乗って全身をめぐります。このときワクチンは、血管の壁の細胞に入りやすいんです。

するとワクチンのメッセンジャーRNAを設計図として、細胞のなかで、新型コロナウイルスの表面にある小さな突起タンパク質「スパイク蛋白」がたくさん合成されます。これを「とげとげタンパク」と称して、「とげとげタンパクは細胞の外に出て、血管のなかを流れていき害をなす」と主張する医師たちがいるんだけど、血液中には入らない。

和田　そうなんですね。

近藤　実は新型コロナウイルスの表面の膜は、人体細胞の膜を借用して合成されたもの。スパイク蛋白はウイルスの表面の膜から離れられないから、無数の突起が表面から突き出た格好になっている。細胞内のスパイク蛋白も、細胞膜から突き出るけれども、細胞膜につなぎとめられてしまうわけです。

和田　そのスパイク蛋白を目標にして、免疫反応が起こるわけですね。

近藤　そう。**ワクチンで生じる免疫反応のなかには、抗体をつくるという好ましい反応も**

あるけど、自分自身の細胞を攻撃するという、望ましくない反応もあって。

免疫細胞のなかで、抗体をつくるのがB細胞で、ウイルスが潜んでいる細胞を攻撃してウイルスごと死滅させるのがT細胞。そしてスパイク蛋白が産出された細胞は、T細胞の攻撃によってアポトーシス（細胞の自殺現象）が起こり、死んでしまう。

それで、くも膜下出血や脳出血が起こるんです。

和田　脳梗塞が起こるときは、血小板どうしの凝集能《ぎょうしゅうのう》が上がりますよね。

近藤　そのとおりです。血管の細胞がT細胞によって死滅させられると、壁が破れて出血するのを防がなければならない。そのために、細胞が死滅した部位に血小板が集まり、血管壁を補強しようとする。つまり凝集反応です。ところが、その反応がいきすぎて、それで血管のなかが詰まって心筋梗塞、脳梗塞を引き起こすと見ています。

このように一見、血管の「出血しやすさと詰まりやすさ」って逆の現象に見えるけど、もとから考えると、包括的に説明できるわけです。

和田　しかし、ワクチンを打ったあとの発熱は気になりますね。38℃ならまだどうにかなるけど、39℃、40℃まで上がる人が、けっこうな数いますから。

近藤　あれはひどい。

和田　38℃と39℃、40℃では体の弱り方の質が違うし、実際いろいろなところの炎症に火をつける可能性もあるでしょう。

近藤　ファイザーとモデルナのワクチンはふたつの成分でできていて、スパイク蛋白をつくるメッセンジャーRNAと、それを包む脂質の混合という、いままでなかった製法です。これが、免疫細胞を奮い立たせる力がものすごく強く、それで高熱が出る。

和田　2回目のあとがとくにね。

近藤　そう。1回目で発熱する人もいるけど、**2回目は脂質に対する免疫反応がより進行して免疫細胞をたくさんつくるから、よけいに熱が上がりやすい**んです。

和田　しかし、高齢者の副作用はそうでもないですよね。先ほどの脳梗塞や肺塞栓は、お年寄りのほうがかかりやすそうな気がするんですが。

近藤　そうですね。僕の考えでは、高齢者は、もともと細胞・組織が老化しているから、T細胞による細胞死滅効果が大きくなるのだろうと。

しかし、年をとって免疫システムの力が落ちているから、アナフィラキシーや高熱など、わかりやすい副作用が出にくいんだと思う。

Dr.
近藤'sカルテ

メッセンジャーRNAのメカニズムと副作用死の不都合な真実

新型コロナウイルスの受容体はインフルエンザなどとは違い、脳内にもあり、ウイルスが脳内に入るとT細胞の標的になるので、細胞が死滅し、機能障害が生じます。また、新型コロナの受容体は肺細胞にもあるため、新型コロナの肺機能へのダメージはインフルエンザより深刻です。

弱毒化しても、ごく一部に重篤な症状が出て、後遺症が残ることがありえます。新型コロナワクチン接種後に、脳血管が詰まったり破れたりする副作用も、明らかに異常な頻度で起きている。副作用であることは確実です。

血管が破れるのと詰まるのでは、副作用の出方やメカニズムとしては正反対のような気もしますが、実はこれは同じ枠のなかで説明できます。対談でも少し説明しましたが、大事なことなので整理しておきます。

ワクチンを打つと、メッセンジャーRNAを包んだ脂質ナノ粒子は、ほぼあらゆる臓器・組織の細胞に入っていく。

免疫細胞にも入って、抗体をつくりだし、免疫細胞を活性化させますが、それ以外にも脂質粒子は、臓器・組織の細胞膜（脂質からできている）と親和性が高いので、細胞内にスルリと入り込む。

その場合、真っ先に入り込むのは、ナノ粒子が流れている血管壁の内皮細胞。その細胞内でメッセンジャーRNAを設計図として、スパイク蛋白がつくられるのです。

スパイク蛋白は細胞の外には出ていけず、細胞膜の表面にとどまります。その細胞を目がけて、ワクチンで活性化された免疫細胞が攻撃をしかけ、スパイク蛋白もろとも（スパイク蛋白を産生している）細胞が死んでしまう（細胞の自殺＝アポトーシスによる）。

なお、アポトーシスが生じた細胞から、スパイク蛋白が血中に流出することはあるようです。しかしごく微量なため、臓器・組織に影響を与えるのは不可能だとされています。

細胞が死ぬと血管壁がもろくなって壁が破れやすくなり、脳出血などが生じます。一方、血管が詰まるのは、以上のメカニズムを経ても、血管が破れず、血管の内皮が傷つくだけに終わると、血管の内側がささくれ立つ。

するとそこに血小板が集まりやすくなり、凝固して血栓をつくり脳梗塞や心筋梗塞に至る。こう考えると、血管が破れるのも詰まるのも統一的に理解できます。

つまり、メッセンジャーRNAワクチンは、恐ろしい欠陥商品なのです。

厚労省がワクチンと死の因果関係を、1件だけ認めて取り消した理由

和田　厚労省が1件だけワクチンとその後の死亡事例の因果関係を認めた。ところが、あとで取り消したというケースがありましたね。

近藤　あれは、認めないとしようがないところがあるんだけどね。いろんなワクチンの添付文書に、副作用として「血小板《けっしょうばん》減少性《げんしょうせい》紫《し》斑病《はんびょう》」が載っていて、同じことが起きたから否定しにくくて、認めざるをえなかったと考えています。

和田　それすら、アメリカは認めていないですよね。

近藤　そう。アメリカで接種がスタートしてすぐ亡くなった医師がいたでしょう。フロリダ州のグレゴリー・マイケルという産婦人科医。

彼は、ワクチンを打って3日目に血小板減少性紫斑病になりました。56歳でそれまで元気に仕事をしていたから、みんな「ワクチンのせいだ」と。そこで、**多くの医師がさまざまなアドバイスをしたが、結局血小板は増えず、接種から16日後に脳出血で急死**した。

ところが、ここまで明らかなケースですら、「ワクチンとの因果関係は認められない」とされているわけ。

和田　それも、ひどい話ですよね。

近藤　結局、ひとり認めると「じゃあ、似てるケースは？」って、どんどん範囲が広がって、まさに堰を切ったような状況になってしまうから。

よし悪しは抜きにして、「1件も認めない」のは政策的にはかなり正しいんです。

和田　そういうワクチンのこわさが、あまり人々に知られてないわけですね。

一方で、どんな治療法でもクスリでも、メリットとデメリットがあります。高齢者はいま信じられている限りにおいては、新型コロナでの死亡率はわりと高い。

ところが、**20代ではまだ10人ほどしか死んでいません。9月に入って、10代の男性がコロナで亡くなりました。ただこの方は、基礎疾患や複数の重症化因子があったので特殊なケース**です。

このように、若いほど新型コロナで亡くなる人が少ないとすれば、これだけデメリットのあるワクチンを打つ境目というか、「何歳以上だったら勧めて、それ以下はやめる」っていう話になるのが当然ではないんでしょうかね。

近藤　おっしゃるとおりで、僕が『新型コロナワクチン　副作用が出る人、出ない人』を書いたのはまさに、若い人を死なせないようにするためだったんです。

70代、80代、90代の人が自分の判断でワクチンを打っていのちを落とすのは、これはもう「ご自由に」としか言いようがありません。

和田　若い人たちのいのちを守らないと。

近藤　ワクチンのひとつの目的は、個人で免疫力をつけてウイルスで死ぬのを防ぐこと。もうひとつは、集団免疫を獲得するのに役立てること。

このふたつの目的が混在しているのが現状です。ただ、お年寄りの場合はうまくいくかは別にして、両方を目指しています。

一方、10代から30代ぐらいまでの若い人の場合、ワクチンを打つ目的のほとんどは集団免疫でしょう。ところがデータを見ればわかるように、その世代の人たちは、そもそもワクチンを打たなくても、ほとんど死なないわけだから。

「他人のためにワクチンで死んじゃダメだよ」って、だれかが言ってあげないとね。

Dr.近藤'sカルテ

ワクチンと副作用をめぐる厚労省の姑息な論理操作とは？

厚労省審議会が7月7日に「ワクチン接種と死亡の因果関係が否定できない」としながら、後日「評価不能」に変更したのは、どんな意味があるのでしょうか。

厚労省の審議会ではそれまで、ワクチン接種と死亡の因果関係をいっさい認めていません。それが「ついに因果関係を認めたケースが1例出た」と報道されました（以下、本件）。

ところが本件は、いつの間にか、「因果関係が評価できない」に変更されてしまいます。おそらく、「死亡との因果関係はありませんよ」と言いたかったのでしょう。

この評価替えは、結論から言うと姑息《こそく》かつ詭弁《きべん》。変更しても死亡との因果関係を否定することはできません。説明しましょう。

審議会はそれまで、死因となった「症状名」、つまり脳卒中、心筋梗塞などの病名や症状と、ワクチン接種との因果関係を問題にしてきました。そして本件では死亡時に、血小板減少症と（脳の）くも膜下出血が認められています。この場合、医療界では「血小板減少が先に生じて血が固まりにくくなり（つまり出血しやすくなって）くも膜下出血をきたして死亡した」と考えます。

そして死亡例では、審議会に先立ち、部外の専門家による評価が行われるのです。本件の評価は次のようなものでした。

「ワクチン接種と血小板減少症との因果関係を否定できない」

これが、そのまま審議会の資料に掲載されたため、「審議会が因果関係を認めた」と報道されたのです。が、「これはマズイ」と審議会も厚労省もあわてたのでしょう。突然、評価基準を変更しました。

「前回までは、ワクチンと症状名との因果関係が否定できない、と表記しておりました。今回からはワクチンと死亡との因果関係が否定できないと、記載を変更してございます。結果、本件は、症状名とワクチンとの因果関係は否定できないけれども、死亡とワクチンとの因果関係は評価できない」

しかし、これこそ詭弁。審議会と厚労省は、論理操作でのごまかしに見事失敗しています。

つまり審議会では、外部の専門家による「血小板減少症という症状名とワクチンの因果関係が否定できない」という評価まで取り消すことはできなかった。この血小板減少症は、死に直結するくも膜下出血の原因になっている可能性が高い。したがって、いくら評価基準を変えたところで、本件では「ワクチン接種と死亡との因果関係が否定できない」という評価にならざるをえない。

「因果関係が否定できない」は、ふつうに言い換えれば「因果関係が肯定できる」ということ。そこで「死亡とワクチンとの因果関係は評価できない」という詭弁をろうしたわけです。

こんなみっともない論理操作をしてまで死亡との因果関係をごまかそうとするところからも、審議会と厚労省は「なにがなんでも、接種と死亡の因果関係を絶対認めない」という姿勢であることがよく伝わってきますね。

いのちの守り方もコロコロ変わる、ポリシーなき日本の高齢者医療

和田　アメリカ、ドイツ、フランス、イギリスあたりはワクチン対象年齢をどんどん引き下げるとともに、さらには接種の義務化へと向かっていますね。

近藤　こうした国々は、統計を信じれば当初、新型コロナで死ぬ人がものすごく多かったでしょう。若年層も生活態度が決してよろしくなくて、全体的に肥満や基礎疾患も多い。

そのツケが回ったとは言いませんが、ワクチンパスポートで統制されるのは、ある程度しょうがないところもあるのかなと。

和田　でも、日本は感染者も死者もケタ違いに少ないわけだから。

近藤　そう。だから欧米とはまったく違う考えでいいはずなんだけど。

和田　欧米でも、**フィンランドのロックダウンはごく短期間だったし、スウェーデンは国民にわりと自由な行動を認めていますよ**ね。

やっぱり、もともと高齢化率が高い福祉国家だから、アホみたいな自粛政策をとると、そのあと要介護高齢者がやたらに増えるということを、多少は考えたんじゃないかな。これは私の勝手な予想ですけど。

近藤　ロックダウンをしなかったスウェーデンで一時、死者がすごく増えて「失敗」と批判されたでしょう。

あの国は、高齢者の多くが介護施設に入っているんだけど、民営化が進んで介護の質が落ち、コロナ対策もザルのようになって、バタバタ死んだと言われている。

ただ、それでも他のヨーロッパ諸国とは異なり、「ロックダウンは根拠が不明だから」と実施せず、マスクも「エビデンスが不明だから」と奨励していませんよ。

和田　日本は逆です。**2年前、コロナが始まる前は、尊厳死の議論が盛り上がっていました**。胃ろうによる延命などといった濃厚治療をやめよう。脱水状態になっても点滴すらしない。たとえ肺炎を起こしていても、抗生剤を使わないで「そのままラクに亡くなってもらおう」というような。

ところが新型コロナでは、「高齢者を守る」っていう旗印で人工呼吸器をつけようとなっています。

近藤　いったん人工呼吸器をつけると、はずせなくなるからね。

和田　実は私の父親も、肺気腫で入院して肺炎を起こしたときに、夜中に大阪の病院から「挿管（気管チューブを挿入）しますか」って電話がかかってきて。死に目にも会いたかったし「じゃあお願いします」って言ったんです。

ところが、そのあと「気管切開はどうしますか？」「人工呼吸器は？」って、その都度、電話があると思っていたら、挿管以降の治療は全部セットになっているようで、なにも聞かれないうちにやられちゃっていたんです。

結果的に、その後7カ月寝たきりのまま亡くなりました。

近藤　クスリを使って意識を落としたままだから、会っても話はできなかったでしょ？

和田　ええ。「ベッドふさぎ」っていう言い方はよくないかもしれないけど、いまみたいに**「コロナに限り、高齢者にも人工呼吸器やエクモ（人工肺）をつける」ということだと、**

それは病床ひっ迫にもなりますよね。

ＰＣＲ検査では陰性化しても人工呼吸器がはずせない人が大量に出るのは、これまでの肺炎治療の経験からすれば自明のことなので。

高齢者がおおぜい感染していると、やはり病院のベッドを何カ月もふさぎますから。その点、50代までの若い人は、回復するか助からないかの勝負がつくのがずっと早いから「ベッドふさぎ」はすごく減る。だから病床使用率は、絶対減るはずなんだけど。

北欧では以前から、スプーンを口に持っていって、食べなければもう食べさせないし、点滴もしないと聞きました。一方、日本はずっと「生かし続ける」政策をしていた結果、これじゃ医療が持たないというので、尊厳死議論が出ていたのに……。

近藤　コロナで逆戻りしたわけね。

和田　想像するに、欧米では「重症化した高齢者はもういいでしょう」ってなっていると思うんです。

インフルエンザ死亡者数が物語る「コロナこわい!」の〝まやかし〟

近藤　和田さんの話で思うのはやっぱり、高齢者に対する濃厚治療にしても、今回の医療ひっ迫にしても、裏に日本医師会がいるんだな、ということです。

結局、感染者が増えたら病床数がひっ迫するのは目に見えているのに、なんにも手を打たないでしょ。そのルーツは、1960年前後から日本医師会で絶大な権力をふるった11代会長・武見太郎《たけみたろう》氏までさかのぼるのね。

和田　「ケンカ太郎」「武見天皇」って呼ばれて政府と衝突を繰り返して、診療報酬引き上げ交渉の窓口になったんですよね。

近藤　学問好きな立派な人だったんだけど、できの悪い開業医を束ねることを優先させた。

それで病床の数だけは増える一方、医師たちにはそんなに知識もないから「**ベッドを埋めるため、病気でもない老人を長期入院させて、たいしたことはやらない**」という医療がはびこってしまったんだね。

そういう病院にはいま、高齢で脳卒中なんかで亡くなりかけているような人がずっと入っているんでしょう。

和田　これも、厚労省がたぶん「カネが持たない」っていうことで「療養型病床」という名前に変えて、医者の数もナースの数も少ない代わりに、昔と比べものにならないぐらい診療報酬を減らしたんです。

その後、医師会の力が弱くなってきたこともあって、濃厚治療はだいぶ減ってきました。ところが今回のコロナ騒ぎのなかで、**医師会があれだけ「いのち、いのち！」って騒いでいるひとつの理由は「やっぱり高齢者だって、濃厚治療をちゃんと受けさせなきゃダメじゃないか」ということで、巻き返しに出ているところにある**のではないでしょうか。

そもそもコロナで死亡したとされている数が本当なのか、っていう問題もありますよね。

近藤　これも「紛れ込み」の問題があって。

和田　ええ。死者のほとんどが高齢者ですしね。

私が聞いたのは、**心筋梗塞でかつぎこまれて亡くなった方でも、新型コロナウイルスが検出されたら「コロナ死」にカウントされる**ということです。

近藤　「とりあえずコロナ死にしろ」って、政府筋から指令があるんじゃないかな。

アメリカでも、ミネソタ州議会の上院議員を務めていたスコット・ジェンセン医師が告発していたでしょう。「新型コロナに感染した疑いがある人が亡くなったら、死因はどうあれコロナで死んだことにしていいという通達があった」と。

和田　逆に「ニューヨークは死者が少ない」っていうのもウソだったし。

近藤　当時のクオモ知事が死者数を大幅に隠していたと、大騒ぎになって。

和田　現状を見ると、変異株がいろいろ出てきてまた感染者が増えているけど、アメリカの死者数は明らかに減っている。

近藤　ええ。この1年半で起き続けてきたのは、新型コロナという新しい風邪ウイルスが出てきて、抵抗力がない人だけがバタバタと亡くなっていったということ。

ただし、世界中でひととおり流行り尽くすと、たいていの人はある程度、免疫がついて、次第に〝ただの風邪〟になるんです。

和田　日本でいちばんコロナ死者数が多かった2021年5月でも、7日平均で110人ほど。この数字は、インフルエンザより少ないと言えます。

たとえば2019年1月に、インフルエンザで亡くなった人は1日平均54人でした。ただし、これは「死因はインフルエンザ」と、医師が認めた数です。インフルエンザで肺炎を併発したり、感染のせいで持病が悪化したりして亡くなった数はもっと多い。

近藤　コロナに感染したせいで持病が悪化して亡くなった場合でも、先ほどもお話ししたようにコロナ死にされてしまうからね。

和田　そもそも**コロナ騒ぎ以前のインフルエンザ感染者は、平均して毎年およそ1000万人、「インフルエンザに関連する死亡者数」は年間約1万人**と推計されています。

近藤　関連する死亡者数というのは、インフルエンザが直接引き起こす死亡（ただし、インフルエンザによる直接死亡が存在するかは不明）だけじゃなくて、2次的に起こる細菌性の肺炎、呼吸器疾患や心疾患のような持病の悪化といった、間接的な影響で亡くなった人も含めた数字だからね。

和田　そのとおりです。それから、コロナにかかると肺炎が悪化して死につながることが知られていますが、**日本では「通常の肺炎」でも毎年10万人のいのちが奪われています。**

近藤　客観的なデータを見れば見るほど、いかに「コロナこわい、こわい！」が〝まやかし〟なのかがはっきりしてくる。

和田　そうなんです。インフルエンザのほうが、コロナより死者数が多いことになりますからね。

Dr.
和田's
カルテ

コロナ禍の裏でひそかに広がるアルコール依存症の恐怖

コロナ自粛生活の副作用のひとつとして、「アルコール依存症」が挙げられます。依存症はひとりのとき、心理的に孤立しているときに起こりやすいもの。たとえば買い物依存症で、仲間と連れ立って買い物に行く人はまずいないでしょう。

とりわけアルコールのような〝薬物〟は、ひとりで飲んでいると歯止めがききにくい。さらに自粛生活で日光を浴びていないと、睡眠物質のメラトニンが分泌されないため、不眠に陥るリスクが大きくなります（そうでなくても、昼間に動いていないと眠くなりにくい）。

そういうときにお酒で寝ようとすると、どんどん酒量が増えてしまう。

コロナ自粛は飲食店の売り上げを激減させましたが、「家飲み」需要でスーパーやドラッグストア、ホームセンターの酒類の売り上げは伸びているといいます。

私が問題にしたいのは、アルコール飲料企業に対するマスメディアの〝忖度《そんたく》体質〟です。

テレビのワイドショーが、自粛生活でアルコール依存症が増える可能性を論じているところなど見たことありません。その理由はカンタン。答えは、アルコール飲料を製造販売しているメーカーがテレビの最大スポンサーのひとつだから。

実は、アルコールはコロナ以上に人を殺しています。「自殺者の23%がアルコール依存症だった」という調査報告があるほどです。

国の対策で自殺はたしかに減りましたが、アルコール依存症による自殺は手つかずのまま。現在でも毎年5000～6000人のアルコール依存症の人が、自殺していると考えられています。

自殺者を除いても、肝臓障害などによるアルコール関連死者数は、タバコほどではないにせよ、年間3万5000人に及ぶと推定されているのです。

アルコールは、コロナの比ではないくらいに人のいのちを奪っているのに、これが法律で禁止されないのは、それなりのメリットもあると考えられているからに違いありません。

たとえば、自動車は年間3000人近くの命を奪っていますが、それを禁止したら交通も流通も成り立たないし、地方の人は車なしで生活できなくなります。

車の20倍近い5万人のいのちを酒が奪っているのに、禁止しない理由のひとつはおそらく、「お酒は社交を深めたり、本音を語り合ったりするためのツールであり、人間関係を円滑にする効果がある」という、メンタルヘルスのメリットが認められているからでしょう。

この国ではカウンセリング文化が根づいていない代わりに、飲み屋で酒を飲みながら友人や同僚とグチをこぼすことで、人々のメンタルはずいぶんと救われているはず。

私もワイン好きですが、だからこそアルコールの最大のメリットである会食や飲み会が目の敵《かたき》にされている現実のほうを問題にすべきだと強く考えます。

どの程度アルコール依存症が増えるかは、私には予想できません。ただ、少なくとも2年後、3年後には社会問題化するのではないか、というイヤな予感がしてなりません。

第2章

〝コロナ騒ぎ〟から本当に学ぶべき私たちの未来

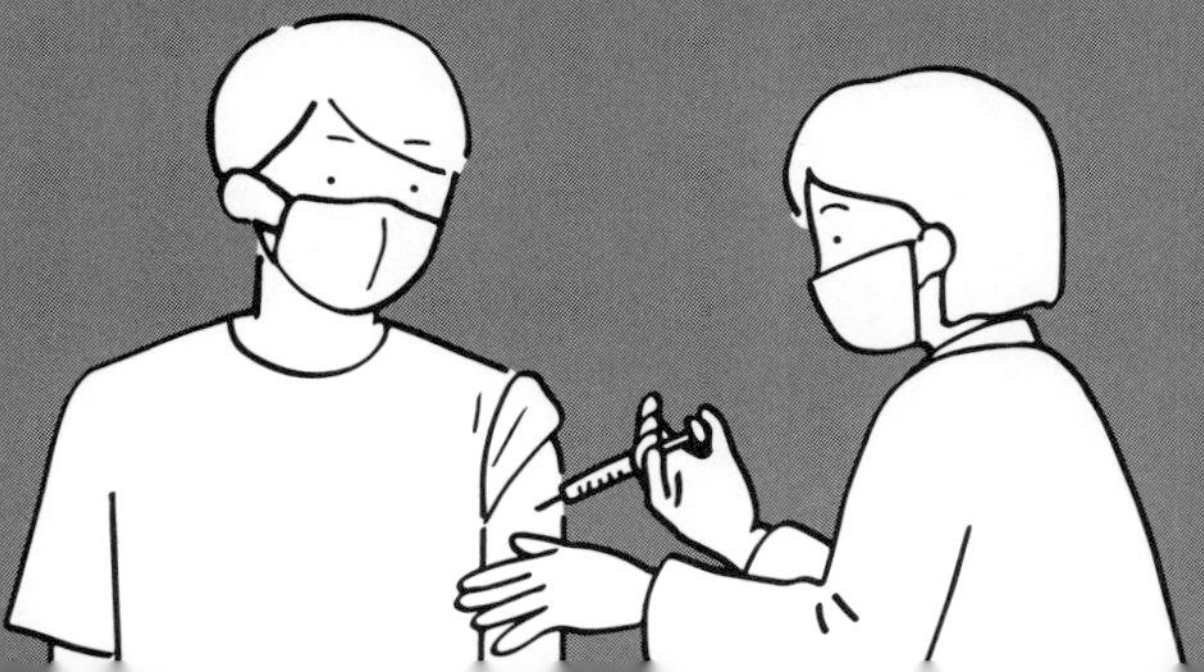

着実に正常化へと向かう
イギリス、デンマークと日本の違いとは？

近藤　ここまでは、コロナの現状やわかったことについて話してきました。

ここからは、ではこの先どうなるのか、コロナ後の未来像について考えていきましょう。

日本ではいまコロナについて、ふたつの考え方がせめぎ合っています。一方は「**感染がこんなに増えているじゃないか**」。もう一方は「**死亡者数は減っていますよね**」という。

ここで綱引きをしている。

「コロナ大変だあ」って言っている人は、もっぱら感染者数とか、例外的に重症化して亡くなってしまった人の数ばかり見ているわけで。これは、がんの場合でも一緒だけど。

和田　「治療しないと大変だぞ」って煽るわけですね。

近藤　ええ。そして「治療したらこんなによくなった」って、めったにない例を大々的に喧伝するわけです。

医学の世界では、そういう「一例報告」はまったく根拠にならないとされているんだけど、一般の人には、これがけっこう説得力があります。実際、いま「コロナによる死者数は少ない」と言っている人の視点のほうが、かなり科学的なんだけどね。

和田　イギリスやデンマークは、国民の6〜7割がワクチンを2回打ったところで「コロナ規制解除」を打ち出していますね。

近藤　「感染の波に関係なく断固正常化する」というスタンスです。イギリスでは2021年の7月19日にほとんどの行動規制が解除されたら、なぜか感染者が減って、また増えて……。8月末のコロナ死者は1日150人前後です。

和田　日本と比較すると人口がイギリスはその半分だから、1日300人が亡くなっている計算になります。

近藤　それでもイギリスは平然として、規制解除以降、なんの制約も課さない状態を続けているでしょ。国民のあいだで賛否両論あるのは事実なんだけど、政府ははっきりと「感染者数が1日10万人に達しても、社会を正常に戻す」って言い切っている。

つまり、あえて感染ピークをつくるということ。ジョンソン首相は「解除するなら、いましかない」と決意したのでしょう。

和田　デンマークは9月10日から、すべてのコロナ対策を終了しました。マスクも、ワクチンパスポートやコロナ陰性証明も不要になるという徹底ぶりです。

近藤　政府が、新型コロナを「社会的に大して危険のない病気」に格下げして、「人の流れが増えれば新たな感染の波が起こるかもしれないが、それは警戒すべきことではない」「新型コロナはインフルエンザをほうふつとさせるものになるだろう」というように毅然としている。

僕はデンマークの方針に大賛成です。

政府、医師会、病院の無策のツケを払わされる飲食店

和田　日本は、イギリスやデンマークのようにはいかないですよね。国民が心配性で、いのちを盾に〝道徳〟をふりかざす声が大きく、そのうえ「文化」や「自由」はないがしろにされてしまいがちですから。

近藤　国民性の問題は大きいね。

和田　たとえば、のちほど改めて触れますが、高齢ドライバーが死亡事故を起こすと、実

際の件数は微々たるものなのに、すぐ「免許を取り上げるべき。老人が運転したら事故ばかり起こしてしまうから」って話になりますしね。

飲酒運転の死亡事故は年間250件ぐらい起きていますが、そのうちの8割は自損事故です。他人をはねているのは50件ほど。なのに、飲酒運転の罪をどんどん強化しています。欧米には「文化を守るために、一定範囲内の例外は許容する」っていう思想があります。そのため、少なくとも食事中のビールやワインくらいでは飲酒運転には問われません。ところが、そうした文化への配慮が日本にはない。「いのち」を〝錦の御旗〟に道徳をからめて、文化を犠牲にするんです。事実、日本では「酒気帯び」さえ許されなくなって、公共交通機関が発達していない地方の飲食文化は壊滅状態ですよ。

今回のコロナ騒動でも「人のいのちがかかっているんだ。それを軽視するなんて、おまえはどういう道徳観をしているんだ?」という姿勢で、平気で自由をそこない文化を破壊しているでしょう。

近藤　結局、政府や医師会、病院がなにもしてないから、そのツケが飲食店に回っているところもあるんだけどね。

和田　会食でクラスターはそんなに出ていないのに、どこがどう悪いのかという証拠もなにもないまま、規制だけしているという……。

その反面、満員電車対策なんて、なにひとつ手を打たないんだから。さらには、本来違法である診療拒否のせいで、多くの人が入院できない状況も放置されていますし。

赤ちゃんをコロナから守る、お母さんから受け継いだ免疫とは？

近藤　僕はいま改めて「コロナは最初からただの風邪だった」と思っています。「人がたくさん死んでるじゃないか」って言われるかもしれないけど、従来から、ふつうの風邪コロナでもインフルエンザでも、亡くなる人はいましたから。

和田　たしかに、これまでのインフルエンザでも重い肺炎や呼吸困難になるし、突然死する人もいました。

近藤　ところが、その大半は介護施設や療養型病院にいる虚弱な「フレイル」の老人です。そうした世間からはあまり「見えない」人たちが亡くなっていたので、人々は気づかずにいた。

その一方で、新型コロナ患者は特措法の定めで病院に集められているから、バタバタ死ぬのが目立っています。でも、実際に死者数を数えてみればわかるように、極端に多くの人が亡くなっているわけではなくて。

和田　数だけとってみたら完全にそうですよね。

それに、近藤先生がご著書で書いておられたように、治療ミスもあるでしょう。「熱は下げなきゃいけない。ありとあらゆる抗ウイルス性のクスリも試す」という方針ですから、薬害も出るはずです。

近藤　いまコロナで亡くなっている50代までの人たちは、たぶん解熱剤が原因だろうと僕は見ている。東京だけで自宅療養者が一時2万人を超えたでしょ。コロナは高熱が出やすいから、自宅で寝ている人たちは不安で解熱剤をどんどん飲むでしょうね。

すると**白血球の働きが弱まるからウイルスが体内でのさばり、免疫の暴走を招く。その結果、重いコロナ肺炎を引き起こしやすい**んです。

ところで「なぜ子どもはコロナで死なないのか。とくに赤ちゃんは、世の中に生まれてきたばっかりで免疫システムも未熟なのに」って、不思議に思っている人は多いんじゃないかな。

和田　これは、お母さんの免疫をもらうからですよね。

近藤　そのとおりです。胎盤から病原菌などに応戦する物質である「抗体」が入ってきて、半年やそこらは感染から守られる。

和田　ということは、お母さんにもふつうに免疫があるということ。それなのに**「妊婦にもワクチンを」って言っている現状がおかしい**んです。

和田　なるほど。ただし、それは妊婦に限らないですよね。基礎疾患のある人や、免疫力の衰えた高齢者は別にして、だいたいの人はコロナに対抗できる免疫を持っていることになります。

近藤　そう。お母さんが持っている免疫の主なものは、新型コロナ以前から存在している4種類の風邪コロナにかかることによってできた抗体でしょ。それが、赤ちゃんにも受け継がれているわけです。

生後半年を過ぎて、お母さんからもらった抗体が減ってきても「免疫の基盤」は残っていますから。だから子どもは、いろんな風邪をひいたりしても、基本的には無事に育っていくわけです。

Dr.近藤'sカルテ

ブレークスルー感染、重症化と、深く関係する「メモリー免疫」の実態

人間は死ぬまでのあいだにウイルスや細菌、毒素など、無数の外敵（抗原）に攻撃されます。それに打ち勝つための能力が「免疫」です。

母親の胎内にいるあいだに、数百万種かそれ以上の「B細胞」と「T細胞」というリンパ球が用意されます。B細胞が抗体をつくり、T細胞は免疫の司令官となるわけです。

1種の抗原には、1種の抗体が対応（結合）しますが、その抗体をつくりだすB細胞は、胎児のときから体のなかに用意されています。数百万種が存在するB細胞のうち、1種だけが、その抗原に対応できる抗体を生みだすのです。

ただし、ふだんはB細胞の数はごく少ない。1種のB細胞は、体全体で、せいぜい数個程度でしょう（数えた人がいないので、僕の推定）。

そして出産を経て外界に出ると、ヒトはさまざまな外敵にさらされます。しかし、対応するB細胞やT細胞がその都度、急激に増えて、免疫反応を引き起こし

てくれるわけです。

その増え方は、一種の抗原に対して億(あるいは兆?)という数になるほど飛躍的。新型コロナウイルスには、抗原となる部位が数十カ所あると考えられるので、数十種類のB細胞やT細胞が、それぞれ億や兆のレベルまで増殖して活動することになります。ワクチンを打つと、それが抗原となってB細胞やT細胞を増やすわけです。

そして、感染症やワクチン接種の影響が落ち着くと、時間とともにB細胞やT細胞の数はだんだん減っていく。老化現象です。

ただし、ひとつの抗原に対抗する推定、数千、数万の細胞は残っているので、感染する前、ワクチンを打つ前に比べれば、B細胞やT細胞の数は増えている。

これが「メモリー細胞」。メモリーと聞くと「かつての感染やワクチン接種をきっかけに誕生した細胞」というような印象を受けるかもしれませんが、実は「胎児時代から存在した細胞が増殖したもの」なのです。

そして新たな細菌やウイルスがやってくると、迅速に数を増やして対抗し、感染を防いだり、重症化を予防したりしてくれます。

また世間では「新型コロナワクチンを打って抗体（IgG抗体）が増えても、すぐに減少してしまう」と騒いでいますが、それは免疫システムが（用もないときには）B細胞と抗体の数を減らしておこうとするからです。抗体が減っても、メモリーB細胞が残っているので問題なし。「抗体減少」を強調するのは、追加接種を推し進めたい製薬会社や政治家の〝陰謀〟でしょう。

さて、先述のように年をとるにつれ、メモリー細胞の数は減っていくはずで（これも数えた人はいませんが……）、それが「免疫力が衰える」ということの、ひとつの構成要素となります。メモリー細胞の数が、ゼロとか数個まで減る人たちもいるのでは、という推測も成り立つわけです。

メモリー細胞がゼロになってしまうと、ワクチンを打っても新型コロナに対抗するB細胞やT細胞は増えず、新型コロナウイルスをのさばらせてしまう。

それが、とりわけ高齢者にしばしば見られる、2回接種後、2週間が経過し抗体が完成したはずの人が感染する、いわゆる「ブレークスルー感染」や「重症化」の一因ではないかと僕は考えています。

接種後1100人以上死亡という異常事態を、だれも騒がない危うさ

和田　先ほども話しましたが、従来型のインフルエンザで死ぬ人は、関連死も含めると年間1万人ぐらいいるわけですね。

近藤　これに関していうと、ほとんどみんなワクチンを打っている。たとえば、介護施設に入所しているお年寄りは毎年必ず、全員がインフルエンザワクチンを打つでしょう。

和田　そうですね。ただ、接種しているにもかかわらず介護施設ではしょっちゅうインフルエンザの集団感染が起きますし、それで亡くなる人も、ものすごく多いんですよね。

近藤　前にも説明したように、いまのインフルエンザワクチンって、実は副作用が出ないように、ほとんど水みたいな代物になっている。その代わり、はっきり言って効果もありませんが。

和田　だから、久しぶりに「水じゃない」コロナワクチンを打ったら、こんなにも亡くなる人が出ているってことですよね。

増え続けるワクチン接種後の累計死亡数

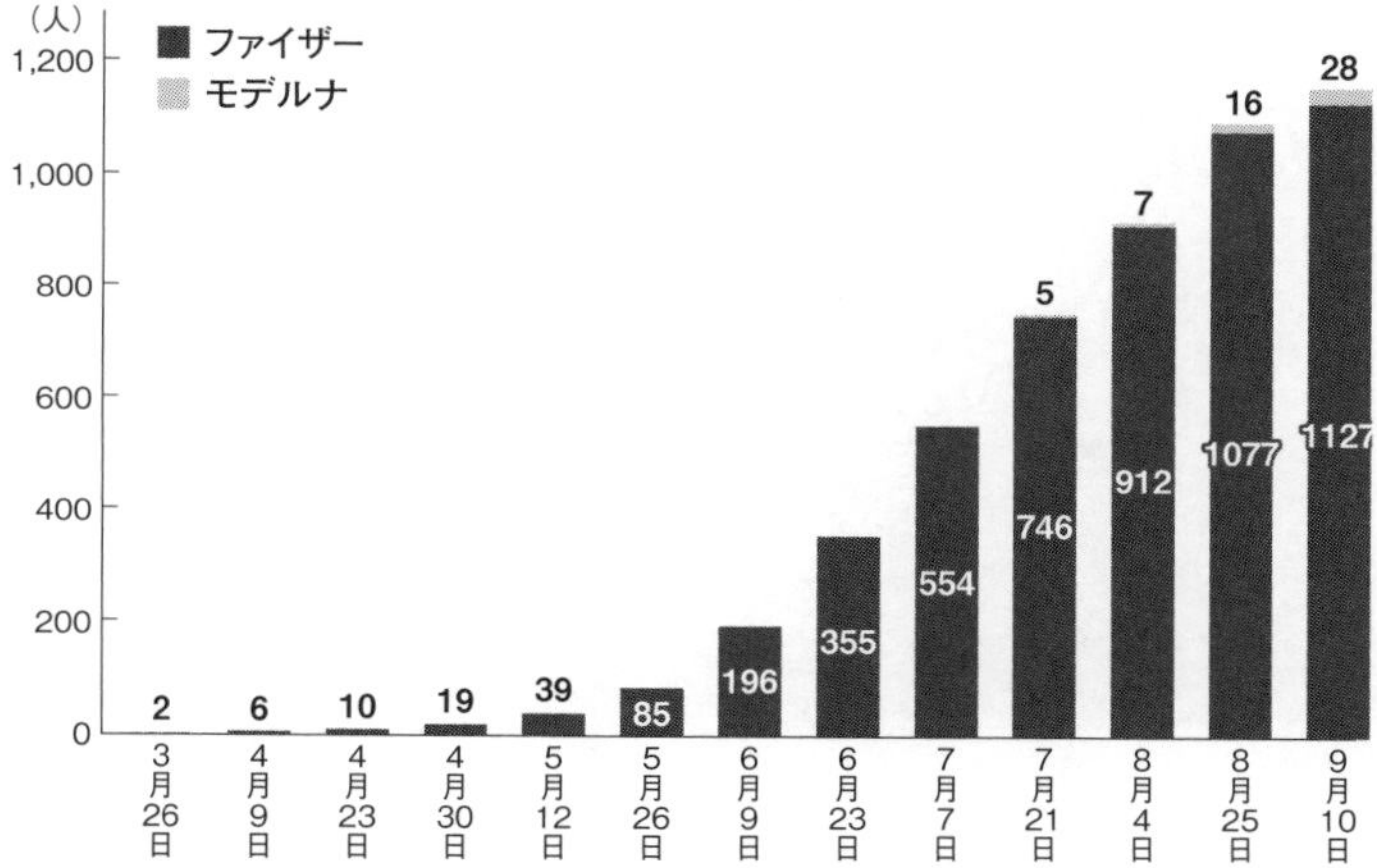

厚生科学審議会（予防接種・ワクチン分科会 副反応検討部会）資料より作成

2021年9月10日時点で、ワクチンを打ったあと、すでに1100人以上の人が亡くなっているというのは、かなりの異常事態なのに、だれも騒がないのが問題だと思います。ワクチンを接種したら、38℃〜40℃の高熱を出す人が7割もいるなんて、相当なことですよ。しかも、すべての死亡事例が「ワクチン接種との因果関係は評価できない」なんて。

「人のいのちが、なにより大事」って言いながら「1100人以上死んでも、死因はまったくわかりません」で本当に済むんでしょうか。結局、がんも同じかもしれませんが、「コロナ対策っていう名目さえついてしまえば、なにをしても許される」っていう感じになっていますよね。

近藤　まるで、「水戸黄門の印籠《いんろう》」みたいにね。

集団免疫についても、ワクチンの開発にたずさわったオックスフォード大学の教授が「デルタ株の流行によって、もはや集団免疫は幻想にすぎなくなった」と言っていたし。

結局のところ、感染は防げない。ただ「重症化は防げるからいいじゃない」というような話にもっていこうとしているけど、いろいろデータが出てくるにつれて、**重症化や死亡の予防効果、それすらも怪しくなっているの**が現状です。

Dr.
和田'sカルテ

子どもへのワクチン接種の責任を、小児科の医師たちは本当に取れるのか？

厚労省の発表によると、2021年9月10日現在、1155人（評価中を含む）が新型コロナワクチン接種後に亡くなりました。うち10代は1人（ファイザー製）、20代は11人（ファイザー製9人、モデルナ製2人）と若者も犠牲になっているのに、マスコミ、とくにテレビは一切それに触れようとしません。

そしてワクチン推進派がどんどん接種を勧め、子どもにまでワクチンが打たれています。彼・彼女らは、ほぼ皆ファイザーなどからカネをもらっていますが、それを知らせる「COI」、つまり「医学における利益相反」も表示されていないのです。

一方、20歳未満の日本人の死亡者は、対談でもお話ししたように1人だけ。2019年には、インフルエンザで10代以下の子どもが65人も死んでいますが、それでもこんなワクチン強要はありませんでした。

20代の接種率は2割ほどなのに11人も亡くなっていることを考えると、子どもにワクチンを強要していけば、その数はどんどん増えていくことでしょう。

それでも接種を強要する理由は「子どもが感染源になって大人にうつすから」。大人のいのちを守るために子どものいのちを犠牲にするなど、前代未聞です。コロナは、そういう大事な価値観まで変えてしまう、本当にこわい病気なのです。

本来、子どものいのちを守るために小児科の医者ががんばらないといけないのですが、小児科医の腐敗がひどい(大学教授たちだけだと信じたいですが)。

「厚生科学審議会（予防接種・ワクチン分科会 副反応検討部会）」は、1100人以上の死者が出ても、「ワクチンと死亡との因果関係が認められない」としたのは8例（ファイザー製7・モデルナ製1）のみ。あとは情報不足で「因果関係が評価できない」と片づけています。

その委員名簿を見ると、部会長は森尾友宏《もりおともひろ》氏という東京医科歯科大学の小児科の教授。安全対策調査会の調査会長は、岡明《おかあきら》氏という埼玉県立小児医療センターの病院長です。

このように小児科の重鎮が、ワクチンの副反応を頑として認めない。これが、いまの日本の構図なのです。

ちなみに「日本ワクチン学会」の理事として、テレビでワクチン接種の旗振り役をやっている森内浩幸《もりうちひろゆき》氏という医者は、長崎大学の小児科学教室教授です。小児科というのは何回もワクチン禍を経験しているはずなのに……。

動物実験ばかりやってきた人たちが、大学教授になる弊害としか言いようがありません。

本来、小児科というものの役割は当然、「小児しかかからない病気の研究と治療」にあるとともに、「同じ病気でも子どもに対してはクスリの量や種類を変える」など、小児に対する治療方針を決めていく研究もするはずの科です。

ちなみに、老年内科や老年病科も同じコンセプト、つまり高齢者に対する治療方針を決めるという目的でつくられた科です。

たしかに、クスリの効き方などは年齢によって違います。たとえば、SSRIというクスリ。人間の脳のシナプス内のセロトニンを増やすとされ、私の臨床経験では脳内のセロトニンが減っている高齢者には、とても有用です。

しかし「18歳未満では有用性が証明できない」と、厚労省ははっきり言っていますし、うつ病学会でも「原則、25歳まではカウンセリング治療をするように」としています。

また、いろいろな調査研究で「40歳までは、このクスリを服用する患者のほうが自殺決行の意欲が高まり、かえって自殺率を高める」とされ、「40代以降は服用した患者のほうが自殺率が下がる」という調査結果が出ているのです。

ついでに言えば、40歳くらい以下の人にとって、このクスリは、自殺をするときに多くの人を巻き込むとか、大量殺人をして死刑にしてもらうといった目的で実行される「拡大自殺」の誘因となるという説も。

実際、アメリカのコロンバイン高校乱射事件、あるいは日本の池田小学校事件、秋葉原事件などといった多くの大量殺人事件で、このクスリの服用が確認されています。

大人には大丈夫でも子どもにはよくないクスリも当然、いくらでもあります。

小児科のまともな研究者なら、「コロナに関して、子どもは死なないけれどもワクチンで死ぬことがあるから、○○歳まではコロナで死ぬよりワクチンで死ぬ確率のほうが高い」と提起して、子どもを守るのがその大事な務めでしょう。

ワクチン会社からどれだけカネをもらっているのか、小児科医のほうがコロナワクチンの擁護者であり、旗振り役を務めているのです。日本の小児科は腐りきっています。

「子どもをワクチンで殺すな」と、声を大にして抗議したいと思います。

いまだに「空気感染しない」と言い張る、専門家たちのミスリードに要注意

和田　もともと、風邪をひきやすい人ってたくさんいますよね。

近藤　風邪もインフルエンザも新型コロナも、ウイルスが鼻の粘膜とかのどに取りつくでしょう。これを防ぐのは、なかなか難しい。

和田　爆笑問題の太田光《おおたひかり》さんが「コロナはただの風邪って言う人がいるけど、ふつうの風邪でもマスクはしますからね」って言っていましたが、これはミスリードですね。

問題なのはそうではなく、いままではふつうの風邪でもインフルエンザでも、かかっている人が自分の意志でマスクをしていただけなのに、なんで新型コロナだけ全員に強制するのかということ。もう疑問だらけですね。

近藤　そのとおり。しかも、そもそも論として、マスクになんの意味があるのかという基本的な問題もあって。

マスクと新型コロナ感染率について２０２０年11月、デンマークで行われた比較試験の

結果が発表されてね。**3000人を「外出時にマスクをする群」「マスクをしない群」に分けて1カ月様子を見たところ、感染率の差はたったの0・3%。これは統計学では「同じ」ということ**です。

和田　インフルエンザでも、同じようなデータが出ていますね。

近藤　ええ。たとえば、アメリカの大学寮に住む男女学生1297人を「マスクをする」「マスクと手洗い」「なにもしない」グループに分けて、流行シーズンに6週間追跡したら、グループごとにインフルエンザと思われる症状が出た学生の割合には、やはり統計的な差がなかった。

コロナもインフルエンザもウイルス粒子の大きさはほぼ同じで、マスクなんてカンタンにすり抜けるから当然なんだけど。

和田　新型コロナの感染経路って、最初のころ「飛沫感染と接触感染だけで空気感染はしない」と言われていたのが、途中から変わりましたよね。

近藤　2020年の9月に、「換気のよくないバスに乗っていたコロナ感染者から、同じ車内の23人に感染した」という研究論文が、前にも紹介したアメリカの医師会誌『JAMA』に掲載されて話題を呼びましてね。

それから、世界中で続々と同様の報告が相次いだ。

和田　実際、マスクをしていたのに感染したケースが圧倒的多数ですしね。

近藤　**欧米の医学界では、とっくに「空気感染がコロナの主たる経路」に切り替わっている。**なのに日本では、コロナ対策を発信する立場の人間が、いまだに「コロナは空気感染しない」と言っています。

それに加えて、マスコミが重用する専門家にも空気感染否定派が多いし。

和田　空気感染するなら、アクリル板やビニールカーテンの仕切りなんて、まさにナンセンスですよね。

近藤　**実際、仕切りのせいで換気や気流がさまたげられて、クラスターの原因となり逆効果、**という実験結果も報告されているし。

和田　単に情報に疎《うと》いのか、いままでの対策の誤りを認めたくないのか……。

近藤　いずれにせよ、誤った情報で人を惑わせるミスリードに要注意です。

ワクチンを打ってもプラセボでも、「死亡数に差がない」という衝撃の事実

近藤　ファイザーワクチンについて最近、「打っても死亡率は減らない」という驚きの発表があったでしょう。

和田　各国政府に承認してもらうための、第三相試験の研究論文ですね。

近藤　そう。第三相試験とは、数百から数万規模の患者を対象に、実際の治療に近い形で投薬して有効性を調べる試験のこと。これは医学雑誌に載る前の論文ですが、ワクチンの実態がつかめるから少し詳しく解説します（medRxiv: Six Month Safety and Efficacy of the BNT162b2 mRNA COVID-19 Vaccine）。

被験者は16歳以上85歳以下で、総数4万4165人を「ワクチン接種グループ約2万人」「プラセボ（偽薬）グループ約2万人」に振り分けました。

最初に発表された、新型コロナの「発症予防効果」が95％というのは、追跡調査わずか2カ月の結果。それを6カ月に伸ばしたのが、今回の論文のキモでね。

和田　予防効果は下がりますよね。ワクチン効果は、ふつう時間とともに落ちていきますから。

近藤　そのとおりです。6カ月目の予防効果は91％で当初より4％落ちていた。それでも高率です。意外に知られていないので言っておくと、ファイザーや他社のワクチンで調べられているのは「発症」を予防する効果で、「感染」予防効果ではないんです。

感染予防効果を調べようとすると、万人単位の被験者のPCR検査を毎週のように繰り返さなければならず、ほぼ不可能だから。

和田　この研究論文の「試験中に亡くなられた人数」に、専門家たちが「えっ？」となりましたね。

近藤　そう。まず新型コロナ死者数は、プラセボ群「2人」に対し、ワクチン群は「1人」でしたから。

和田　2万人の集団のなかで1人や2人しか死んでいないとなると、ワクチンが死亡を防いでいるかどうかは、まったく不明ですね。

近藤　この試験では、高齢者や基礎疾患のある人たちをできる限り除いて、比較的健康な60代以下の人たちを主な対象にしているから、プラセボ群も2人しか死んでないのでしょう。除外の実態については、『新型コロナとワクチンのひみつ』に書きました。

和田 高齢者が除外されていたわけですから、そのあと各国で、ワクチンのおかげで高齢者の死亡数が減ったかどうかはわからないですよね。

変異株に変わって弱毒化した可能性も、当然ありますから。

近藤 なにより専門家たちを驚かせたのが、死亡数の全体傾向です。コロナ死も含めて、プラセボ群の死亡数が「14人」。対するワクチン群は「15人」。

和田 つまり**ワクチンを打っても死者は減らせなかった。**

近藤 そう。しかもそれだけではなく、**死因の内訳で目立つのが、接種群で「(突然の)心停止」が増えていること。プラセボ群の心停止が「1人」だけなのに、ワクチン群では「4人」もいるんです。**

ここから推認できるのは、日本でもよく起きている「60代以下の人たちがワクチンを打ったあと、急に心停止して死亡」という悲劇は、ワクチンの副作用死なのではないかということ。

和田 世界一の売り上げを誇るワクチン製造会社が、こんなデータを発表するなんて意外ですよね。

近藤　この論文の発表主体は会社ではなく、研究者グループ。ところが論文の共同筆者32人中、ファイザーの社員が21人と全体の3分の2を占めているから、会社が発表を認めたと考えていいでしょう。

不利益なデータをうっかり載せた、ライターと研究者のお粗末な論文

和田　会社が不利益なデータを、わざと発表したという可能性は考えられますか？

近藤　それはちょっと違うかもしれない。なぜなら、死亡数の表は「補助的データ欄」に載っているんです。正式に医学誌に掲載される場合、この表は本文には載らず、ネットでアクセスする必要がある。つまり、ふつうの読者の目にはとまらないわけです。たまたま今回は、論文が正式採用される前だったから、専門家たちは本文を読むにはアクセスが必要で、そうしたら死亡数の表も目にとまった、ということでしょう。

和田　補助的データであっても載せたのは、うっかりだったのかな。

近藤　おそらくそうでしょうね。

こういう医学論文は通常、共同筆者である研究者たちが書くのではなく、それを専門にしているライターが書いています。というのは、医師たちよりも書き方が上手、つまりどうしたら製薬会社に有利な内容になるのか、ツボを心得ているから。

ところが、新しいワクチンの論文を書くなんて、彼らにとっても一生に一度あるかどうかのことでしょう。すると**会社に忖度するにしても、未経験だから、何を書いてはいけないかがわからない**。被験者の生死は基本的なデータだから、どういう反響を招くかなんて深く考えず、「これは載せておこうか」となったのではないか。

一方で共同筆者としてクレジットされている研究者たちは、ワクチン製造の専門家が多いから、**臨床試験の論文に何を書いたらいいかわからず、ライターが書いてきた原稿をフリーパスしてしまう。製薬会社の幹部連中も同じ**でしょう。

それで、この表が載ったんだと、僕は見ています。

和田　近藤先生がよく批判されている抗がん剤の分野で、こういった会社に不利なデータが論文に載っているのを見たことがありますか？

近藤　いや、ふつう主要な医学誌に載る論文は、たとえこじつけでも「有効だった」という結論のものばかりでね。かなり無理をしてでも、つまり読者にわからないようにインチキをしてでも、「有効」な論文に仕立て上げる。

ですが、そういう論文を自分なりに精査して、データのほころびを見つけて、「なんだこれ、無効じゃないか」って真相にたどりつくのが、僕にとっての醍醐味《だいごみ》なのです。

和田　醍醐味！　なるほど。

疑惑の「第三相試験」と、眉ツバなワクチンの発症予防効果

近藤　先ほど紹介した第三相試験の4万人の参加者の多くは60代以下。

でも、一部とはいえ被験者に85歳まで含まれているから、結論は70代以上のワクチン効果の解釈にも影響します。

和田　ワクチンを打っても死亡者数が変わらない。つまり「変わるという証拠がない」ということですね。

近藤　そう。この第三相試験の結論は「新型コロナの発症を予防している」というものだけど、死亡数を減らす効果は見られなかった。ほかに確実な証拠、エビデンスが出ないか

ぎり、高齢者の死亡減少効果も期待できないだろうと。

和田　ただ、ワクチン接種が進んだ国では、高齢者のコロナ死が減ったと言われていますよね。

近藤　それは現場の統計にもとづく話だから、いろいろなバイアスが混ざるんでしょう。

一例として、ワクチン未接種の高齢者が亡くなってＰＣＲ検査で「ウイルス陽性」だった場合、本当の死因が別の病気、たとえば心筋梗塞でも「コロナ死」とされます。

一方、ワクチンを打った人がそのあと亡くなったら「コロナ死であるはずがない」という先入観が働いて、ＰＣＲ検査が行われないことが多いだろうと。

和田　大いにありえますね。

近藤　だから、**「ワクチンで高齢者のコロナ死が減少」という話は、眉にツバをつけないといけない。**

ついでに言うと、ファイザーの第三相試験で「発症予防」の有効性が２カ月で「95％」だとか、今回の発表で６カ月で「91％」というのも眉ツバなんです。

和田　つまり、試験自体が信用できないということ？

近藤　そう。なぜならこの試験の結果は、最初、仮承認のためにＦＤＡ（アメリカ食品医療品局）に提出した文書に載っていました。その後、医学誌に掲載された論文などに載っているものを見ると、参加者の人数が変わっている。

そのうえFDAへの提出文書には、「相当数をワクチン接種後に解析から除外した」と書いてありますが、これは本来、やってはならないことなんです。『新型コロナワクチン副作用が出る人、出ない人』に詳しく書きましたが。

和田 除外したら、プラセボ群との公平な比較ができなくなりますね。

近藤 おっしゃるとおりです。しかも、その後に医学誌に掲載した論文では、**参加者を計算から除外した事実が隠されている**。

和田 それじゃあ、とても結果を信頼できませんね。

近藤 そうなんです。これには、乳がん検診の比較試験の前例があってね。

乳房エックス線撮影、つまりマンモグラフィによる乳がん検診について、過去、欧米諸国でいくつもの第三相試験が実施されましたが、結果は「有効」も「無効」もあってマチマチだったんです。

それなのに、検診関係者、つまり乳腺外科医らは「有効」のほうだけを重用して、検診を推し進めてきた。ところが、ある統計学者が、それらの第三相試験を点検したところ、次のように結論づけたんですね。

「乳がん検診は無効である。有効とする比較試験の論文は信用できない。理由のひとつは、結果が発表されるたびに、試験に参加した人数が違っていることだ」と。

和田　そういえば、近藤先生の「がんもどき」理論にも通じる、「ニセがん」の存在を指摘したカナダのマッキノン。彼も統計学者でしたね。

近藤　ええ。数字があぶりだす真実は多いですね。ともあれ、参加者の人数に疑義があるファイザー試験は信用できず、**発症予防効果95％、91％というのも、つくられた数値と見なすのが妥当**なのです。

病床が空いているのに補助金を手に入れた、コロナ対策リーダーが理事長の公的病院

和田　製薬会社もさることながら、日本の大病院もコロナでひと儲けしようとしています。**実は病院の新型コロナウイルス感染症病床に関して、1床あたり900万円、重症患者のためのベッドなら1床あたり1950万円という、あまりに巨額な補助金が設定されて**

いるんですよね。
しかもベッドが空いていても、「空床確保料」という名目でカネが配られます。たとえば、**大学病院など重点医療機関のICU（集中治療室）なら1日30万1000円ですから月900万円強、ふつうの病床でも1日5万2000円、月約160万円が、たとえ患者を受け入れていなくても入ってくる**わけです。さらには、それとはまた別の補助金もいろいろありますから。

近藤　巨額の補正予算を組んだから、それをとりあえずバラまいている。厚労省は、大学病院がこれまで赤字で困っていたのを知っているから、もっけの幸いということで。

和田　おっしゃるとおりです。某大学の附属病院なんか、100近い病床をすべてコロナ用に変更したので、少なくとも9億円がフトコロに入ったとか。ほかの首都圏の大学病院も、軒並み補助金のおかげで増収増益を記録しましたし。
しかも報道によると、政府のコロナ対策を率いる尾身茂《おみしげる》氏自身もその恩恵にあずかったといいます。彼が理事長を務める**地域医療機能推進機構（JCHO）傘下の病院で、新型コロナ用の病床のうち30〜50％が使われていなかったん**です。言っておきますが、JCHOは公的病院にもかかわらずですよ。

先ほどお話ししたように、そうした使われていないベッドに対しても、各種補助金が支払われます。その報道では、**JCHOは100億円以上ぼったくりしている**とのことです。

こんなひどい話があっていいのでしょうか。あれほど、人の自由の制限や、医療ひっ迫を大声で主張している当の本人がこのありさまですから、ほかの病院だってマジメにコロナ患者を受け入れるわけありませんよ。

近藤　そのとおり。コロナ騒ぎが続いたほうが得する人が、けっこういるんですよ。

和田　病床規制で本来ベッド数が増やせないはずなのに、「コロナも診ます」と言ってベッド数を増やした医者もいますし。もともとはベッドもない診療所だったのが、いまや病院になっていますよ。

近藤　だから、ワイドショーなんかに出るたびに、「コロナはあぶない」と煽るわけだ。

和田　ええ。コロナ専用病床ということは、もともとただの開業医だった人物のフトコロに、20床なら1億8000万円、30床なら2億7000万円が転がり込んでくるということですからね。

近藤　なるほど。新型コロナの扱いを感染症法上の「5類」にすると「ただの風邪」になってしまうから、いま、そうはさせないという〝戦争〟が行われているわけなのか。

Dr.
和田's
カルテ

新型コロナ対策をリードするのは、20年前に引退した評論家チーム

このところコロナがらみで話題になっているのが、感染症法上の扱いの変更です。新型コロナは現状、感染症法の1〜5類のいずれにも属さない「新型インフルエンザ等感染症」の位置づけとなっています。

その結果、エボラ出血熱などは最も危険な1類、通常の季節性インフルエンザは5類ですが、新型コロナは部分的に1類以上の厳格な対応をとることになっているのです。

そうなると、コロナ患者を引き受ける病院に、ものすごい規制が課せられる代わりに多額の補助金が出ます。死亡率が0・1〜0・2%とインフルエンザ並みになったのだから、5類相当にすれば、一般病棟でコロナ患者を入院させることができるし、医者が診療拒否をできなくなる。そうすれば、病床のひっ迫は一気に解消されるのですが……。

そもそも「重症になると濃厚治療を受けられるのに、中等症までなら自宅で療養しろ」ということほど異常なことはありません。医療従事者のワクチン接種は終わっているのだから、ふつうの病気としてコロナの患者を受け入れれば、感染者が多少増えても余裕で対応できます。

しかし、ここでからんでくるのが利権。

厳しい規制が課され、人員も設備も相当なものを用意しないといけない代わりに、1ベッドの人件費補助金が900万〜1950万円、プラス毎月、数百万〜1000万円単位の補助金も入ってくる。たとえベッドが空いていてもです。

おいしい汁を吸った大学医学部は、はっきり言って「やめられない、止まらない」状態になっています。

もし「新型コロナを5類に引き下げ、多少の補助金は足してもふつうの病気扱いでやってくれ」という話になれば、多くの大学病院は再び経営危機に陥るから、必死で拒むでしょう。そのため、感染症学者だけでなく大学の医者全体が、コロナを必要以上にこわい病気だと言い続ける構造になってしまったのです。もちろん裏切りも許されません。

一方で、ワクチンを製造する医薬会社からお金をもらって接種を勧めていた学者ですら、「変異株には効果が薄い」とか、「ワクチンを二度打っていても安心とは言えない」などと言い始めています。

彼らは、コロナでこわがらせていればテレビにも出られるし、医薬品メーカーからお金がもらえてご満悦。しかも、コロナの扱われ方は、大学病院全体の収益にもかかわるのだから、「コロナ騒ぎが続いてほしいのが医学界全体の総意」ということになります。

これこそが、本当にこわいことです。日本のマスメディアは権威に弱い。臨床ができる人や、心の問題を気にしている人、このままだと高齢者の要介護が増えると憂えている人より、〇〇大学医学部教授という肩書を信じるわけです。

そもそもノーベル賞学者にせよ、大学医学部教授にせよ、その多くは昔はそれなりに優秀な研究者だったことでしょう。ただ、それは10年前、20年前の話。

今回、コロナ対策にまともな研究成果を応用できなかったり、アジアの感染者数や死者数の少なさが解明できず、欧米並みの規制ばかりを強いてきた、新型コロナウイルス感染症対策分科会長の尾身茂氏も、昔はきちんと論文も書いていたし、西太平洋地区でポリオを根絶した実績はあります。

しかし、それも20年以上前の話なのです。

そんな「元学者」たちを感染対策であれ、医療政策であれ、最前線に立たせるというのは、現役を20年前に引退した評論家チームをオリンピックに出すようなもの。そんなスポーツの世界ではありえないことが、医療界ではまかりとおってしまう……。

おそらく20年前の知識で感染症対策をやるから、自粛しか思いつかないのでしょう。そして飲食ばかりを目の敵にして、1100人以上の人が亡くなってもワクチンの危険性や接種後の死因の解明すらしようとしません。「人のいのちが大事」という言葉が、いかにダブルスタンダードであるか、イヤでもわかります。

ところが、そうした学者たちもテレビ局にしてみれば権威づけになるうえ、自分たちの都合のいいように世の中を脅し、恐怖を煽ってくれるのだから、こんなに便利な存在はいません。テレビ局も同罪なのです。

医学部の教授たちがコロナ政策の諮問をし、テレビの寵児《ちょうじ》になっている限り日本のコロナ禍は終わることはないでしょう。

そのあいだに欧米はますます緩和政策に向かううえ、シンガポールがいい例ですが、アジアのほかの国々も同様の方向に進む。そして、経済や文化の面でも日本だけ置いてけぼりという状態が、まだまだ続いてしまうことでしょう。

ファウチやFDAが盛んに煽る、カネがらみの「ブースト接種」

近藤　2回じゃ飽き足らず3回目の追加接種、いゆる「ブースト接種」の話が出てくるのも結局、カネがらみでしょう。

免疫というものは何年も続きますからね。追加接種派は「抗体が減少する」と言いますが、どんな感染症も時間がたてば抗体は減ります。だけどメモリー細胞が残るから、感染しても軽症ですむわけ。

それに3回目を打ったら、いままで以上に副作用死が増えるでしょう。本来、「もう追加接種する必要はない、危険だ」と言うのが正しいんだけどねえ。

もっとも、メーカーはそうはいかない。ファイザーのCEOは、かなり前から「追加接種が必要になる」と言っていたし、モデルナのCEOも同じようなことを言い出したね。

和田　彼らは1年で何兆円も儲けたわけですからね。

近藤　それが来年からゼロになるなんて、許せないわけです。

結局、だれがどんな発言をしているかで、真実がよくわかります。**WHO（世界保健機関）や、オックスフォード大学のワクチングループの教授などは、ブースト接種に反対している。**

ところがアメリカでは、感染症対策トップで大統領の首席医療顧問を務める**アンソニー・ファウチやFDAが盛んに「追加接種が必要だ」と煽っている。**彼らは製薬会社とのつながりが強いですからね。

和田　やはり、とても危険だと思うのは、先ほども話したように、日本の大学病院が軒並み「コロナ太り」しちゃいましたから。

彼ら、つまり日本の医学界の主流としても、コロナ騒ぎが続いてもらわなければ困るということなんですね。

もともと患者や死者がこんなに少ない国で大騒ぎしたわけですが、個人的には前にも少し話に出た「ファクターX」が絶対あるはずだと思っています。

ところが、いまや「**出口がないのは日本だけ**」というようになってしまい……。中国も韓国も出口を見据えているであろう状況ですが。

近藤　シンガポールは、2021年の6月下旬には、「コロナとの共生」「感染者の集計をせず、重症者の治療に集中する」と、はっきり宣言しているしね。

和田　イギリスをはじめヨーロッパも出口へと向かっています。ただ、フランスの「ワクチンパスポート」というやり方は、どうかと思いますが。

アメリカはワクチンを打つことに頑強に抵抗する人が相当数いるけれど、それでもすでに出口化しているわけです。ニューヨークでもロサンゼルスでも、マスクをしないで好き勝手に歩いている人が大勢いるわけですから。

日本人が知っておくべき、あやふやな情報の見抜き方

近藤　しかし、これだけインターネットで海外の情報が入ってくるのに、日本人は本当におとなしいよねえ。

和田　ちょっと異常ですね。そもそも30年間ずっと経済成長がなくて、実質賃金が上がらず、首相時代の安倍さんがいろいろウソついて、バレて。それでも、ずっと自民党の長期政権でしょう。民主党の3年間は別にして。

近藤　思考停止してるよね。

和田　あえて言わせてもらえば、積極的に情報を取りにいかない限り、上からいいようにされるだけだと思います。

とくに今回の場合は、**コロナが続けば続くほど医療界や医学界全体が、コロナに食わせてもらっている状態になっていますから**。ホントにまずいです。

近藤　同感です。ただ情報の見極め方っていうのは、本当に難しい。

たとえば、どういう治療がいいかという情報はさまざまあるけど、そういった情報を発信する人には製薬会社とのつながりがあるなど、いずれも裏があるわけで。ただ、そういうことを医者たちですら見抜けず、あやふやな情報を信じて、「ワクチンどんどん打て」といったことを言ってしまう。

和田　利益相反を示すCOI表示はしてほしいですよね。一方で、せめて一般にも公開されている統計数字を探るくらいはしないと。インターネットの時代になってなにが変わったかというと、「外国と比べてどうなのか」というのが、わかるようになったことです。日本も外国も政府、官公庁は必ず統計をとっています。そして、国はそうした統計にもとづいて、政策を決めたり変更したりしていきます。「学力が低下しているので、教育政策を変える」とか「夜行バスの事故が増えてきたので規制する」といったような感じで。ところが日本では、**官僚は統計を一生懸命とっていますが、政策はしばしば「ニュース」によって変わってしまう**。たとえば、今回のコロナに関しても、志村けんさんとかが亡くならなければ、こんな大騒ぎになっていなかったかもしれません。

近藤　たしかに。僕もこのコロナ騒動でインターネットのすばらしさを再認識してね。本を書くとなったら、かつては慶應大学病院の図書館に1日何回も通ったりしなければならなかった。ところが今回、コロナとワクチンの本を2冊書いたものの、仕事部屋から一歩も出ていない。最新の医学論文も含めて、ほしい情報はすべてインターネットで手に入れたんです。

従来は『サイエンス』や『ニューイングランド・ジャーナル・オブ・メディシン』といった権威ある学術誌に掲載された論文を見ようとすると、1本30ドルとか50ドルの閲覧料がかかっていた。ところが、いま、コロナ関連の論文は全部タダで見られるからね。

和田 いまや、日本語にすぐに翻訳できるサイトもたくさんあります。

そして、それらを使ってみると、外国でワクチンを打ちたがらない人がそれなりに多いとか、いろいろな海外発の知識を得られるんですけどね。

Dr.
和田'sカルテ

「コロナなど恐れるな」ではなく、必要なのは「正しく恐れる」思考法

日本人は、テレビからの情報をとにかく信じこみやすい。

主要テレビ局、いわゆる在京キー局は5局だけ。一党独裁で「言論の自由がな

い」とされる中国ですら、省によって異なるものの30〜50局以上のチャンネルがあります。むろん、報道の自由が保障されているアメリカでは、保守的なFOXから政権に批判的なCNNまで、それぞれ個性的な多くのテレビ局が競い合っているわけです。

それに比べて、日本のテレビ局の報道スタンスは明らかに画一的。ワイドショーなどは、「同じ時間帯」に「同じ内容のニュース」を延々と流しています。「よその局がこう主張するなら、うちは反対で」という、報道姿勢の住み分けなどありません。疑おうにも対極の主張をするチャンネルがないため、日本の視聴者は思考停止していってしまうわけです。

コロナ報道に関しても、テレビをはじめとするマスメディアは、ひたすら「こわい、こわい！」と煽り続けています。だが、こうしたニュースに対し、私たちは「疑いの目」を持ち「正しく恐れる」必要があるのです。

たとえばコロナ患者は肺炎が悪化して亡くなりやすいですが、「通常の肺炎」によっても全国で毎年10万人のいのちが奪われています。

こういう客観的なデータが頭にあると、「ほかの病気と大差ないのではないか」と、コロナの見え方も少し変わってくるはず。もちろん「コロナなど恐れるな」と言いたいのではありません。マスメディアが繰り返す「刷り込み」に対して疑いを持ち、受け売りではなく自分の頭で考え、思考する習慣を持ってほしいということなのです。

そこで、ぜひ始めてほしいのは、「こうあるべき」という定説を疑うトレーニング。たとえばコロナ以前には、夏場にマスクをつけたら〝変人扱い〟されかねなかったでしょう。上司に報告するときマスクなどしていたら、「無礼だ」と叱られたはず。それがいまでは、マスクなしで人前に出ようものなら、いつ非難されるかとビクビクしなければならなくなってしまいました。

このように、時代の価値観、思考フレームなどは、すぐに移り変わります。「こうあるべき」も刻々と変化するのだから、ひとつの考え方、価値観にしがみつかないほうがいい。あるやり方に疑問を抱いたら、「じゃあ別の方法は、なんだろう？」と頭を切り替える。

つまり、何事もまず疑ってみるということ。疑い続けることこそ、世界を前進させる力、人類が進化する力そのものだといっても過言ではないのですから。

院内感染で大量死したのは、血液内科の患者だった！

近藤 コロナ騒ぎが始まって間もなくの2020年3月ごろ、東京都台東区の永寿《えいじゅ》総合病院で、入院患者が大量に亡くなった事件があったでしょう。

実は**いちばん多く犠牲者が出たのは、血液内科の病棟**だったんです。

和田 白血病とか、悪性リンパ腫などといった血液がんの患者さんの病棟ですね。

近藤 ええ。抗がん剤治療で免疫状態が下がっているし、血液がんは治る人もいるけど、長く入院している患者の場合、9割ぐらいは治らない。

高齢で治る見込みのない方が、いつまでも抗がん剤漬けで入院させられているケースが多いんです。そのように、ベースの免疫システムの力が落ちているところにコロナがやってきたから、多くの患者さんが亡くなってしまった。

和田　なるほど。そういうメカニズムが説明されずに、ただ「コロナこわい」のネタにされてしまうわけですね。

一貫して「煽る」ことの利得が定常化していて、科学的な解説がありません。それでいて、前にも触れたハンク・アーロンや木下投手がワクチン接種後に急死したことなんかは、強力に隠蔽されていますから。ホントにあきれ果てますよね。

近藤　情報公開という意味では、いま日本全国で1日のコロナ死亡者数は数十人なんだから、その人たちの性別とか、何歳でどういう症状だったといった属性を、しっかりと発表してほしい。

僕が**注目したいのは「タバコを吸っていたか」、あるいは「解熱剤を飲んでいたか」**。そういうことがわかれば、コロナ死の実態もはっきりする。ところが現状では、若い人が亡くなっても、介護施設でお年寄りが亡くなっても、同じ1人にカウントされるだけだからね。

和田　私は高齢者とかかわっているのでよく耳にするのは、介護施設にいるお年寄りが風邪をひいたり、インフルエンザになったり、肺炎になったりして、熱を出して酸素濃度が下がってくると、家族が呼ばれて「入院させますか。それともここで看取りますか」って聞かれるということ。

尊厳死の問題もあるし、そもそも終末期の高齢患者に関しては、治療を受けたい人にだけ受けさせるというようになっているんです。

つまり、そういう形で亡くなっていく人が、コロナ以前からおおぜいいたということ。コロナだってこれと同じようにしていれば、別にそんなに大騒ぎするようなことにはならなかったはずですが。

近藤　最初に「たくさん死んでるらしいぞ、大変だ。法律改正しないと」って騒いだときには、そういう現状があることまで考えていなかったと思います。とにかく、コロナ患者はみんな入院させちゃえとなって……。

ところが、法律ができてしまうと、従来は介護施設で静かに亡くなっていたはずの人も、病院に集められてしまうわけです。

和田　そうですよね。しかも、いまの治療法がいいのかどうかわかりませんが、少なくとも呼吸の管理ができれば、コロナはそうそう死ぬ病気じゃないわけです。

だからこそ、入院には意味があるんですね。入院できない人が大量にいることが問題だと思います。

たしかに、近藤先生がおっしゃるように、クスリをいろいろ出されてかえって悪化する人もいるのでしょうが、とりあえず、いまの死者数で済んでいるということは、患者さんを管理できているということでしょう。

それを考えると、やっぱり**コロナを感染症法の5類相当に下げ、患者をふつうに入院させて、きちんと呼吸管理などをして、元気になったら帰っていってもらうという図式が、いちばん妥当**だと思います。

Dr.近藤'sカルテ

一度は必ずかかるのだから、患者よ、新型コロナとも闘うな！

ワクチンを打つか打たないか、悩んでいる人はいまだに多いでしょうが、どちらにせよ新型コロナ対策に、過剰に追われる必要はないと思います。

ワクチンは、いま問題になっている変異株にどこまで効くのか未知数で、副作用が疑われる死亡者は、日本を含め世界中で確認されています。本来、新型コロナ対策とは「死亡者を減らす」。この一点に尽きるはずです。

日本は欧米に比べて、一貫して死亡者がケタ違いに少なく、変異株の流行後も感染者の死亡率はさほど上がっていない。日本人は基礎疾患を持つ患者、ビア樽のような肥満体型の患者が少ないからでしょう。

むしろ、過度な自粛生活や失業で神経をすり減らし、「コロナうつ」で自殺者が増加しているのが気になります。とりわけ高齢者は、他者との交流や会話がなくなると認知症が進行しやすく、運動不足は体を虚弱にしますから。

そうなると、コロナに感染したときの重症化リスクも高くなります。これでは、本末転倒もはなはだしい。

僕には、がん治療に過剰な期待をし、希望を託したあげく手術や抗がん剤のダメージで逆に死期を早めてしまったがん患者と重なって見えます。

新型コロナは風邪ウイルスに似て、人間社会から消えてなくなることは、おそらくありません。一度感染した人が変異株に再感染することもありますし、ワクチンの効果は、あるとしても一時的なもの。つまり、私たちはこのウイルスとずっと共存していかなければならないのです。

ただしそれは、新型コロナの脅威が半永久的に続くという意味ではありません。新たな感染症の常として、重症化、死亡する人は、時間の経過とともに減っていくはずです。

いずれウイルスが弱毒化するか人々に免疫がつくかして、「ただの風邪」になるでしょう。２００９年に感染が拡大した新型インフルエンザも、いまや「ただの風邪」。人間社会で風邪を完全に防ぐことなどできるはずがなく、どんなに対策しても、かかるときはかかります。

つまり、ウイルスはがんと同じく「闘う」相手ではないのです。

医療崩壊という事態は避けねばなりませんが、「一生に一度は誰もが感染する」と考えて新型コロナと向き合うほうが、よほど現実的です。

ある意味、人の力ではどうにもならない「自然の理」ととらえるのが、賢明ではないでしょうか。

結局コロナの犠牲になったのは、家族にも会えずこの世を去る人

近藤　日本人の2020年の死亡者数が前年より9373人も減ったと、話題を呼んだでしょう。あれ、実質3万人ぐらい減っているんだよね。

和田　そうですね。2014年から2019年までは、毎年約2万2000人ずつ死亡者が増えていましたから。コロナがこわいからみんな病院に行かなくなったら、死ぬ人が激減。これは、すごいプラス点なのに、メディアは報じないんですよね。

財政破綻した北海道の夕張市《ゆうばり》も、171床あった病院を廃止して診療所にしたら、あらゆる病気が減って死亡率も下がりましたし。もちろん、医者はだれもそういうことを認めようとはしませんが、「ムダな医療を削ったほうが長生きできる」ということが、はっきりしました。

近藤　基礎疾患もコロナでクローズアップされたしね。

2020年にコロナで死んだ人は65歳以上が90%で、圧倒的に「年齢」が生死を分けて

いるんです。20代で亡くなった大相撲の力士は糖尿病だったし。
気をつけなきゃいけないのは、コロナで死にやすい基礎疾患と、ワクチンを打ったほうがいい基礎疾患はちょっと違うということ。ところが、どの製薬会社もその点についてはいっさい調べていません。

和田 え、調べていない？

近藤 ファイザーの比較試験にも、85歳以上の超高齢者と重大な基礎疾患を持つ人は入っていない。なのに、最初にワクチンを打ったのは90歳のイギリス人女性だったでしょう。

和田 結局コロナの犠牲になったのはだれなのか、ってよく考えます。
ふつうに考えると、**まじめに自粛生活をして運動も会話もろくにしない、みたいなことを続けていたら、高齢者の健康にとってよくないに決まっている**わけです。
というのも実は、私の母親がこのコロナ禍のさなか、2回も大腿部を骨折してしまいました。ところが、1回もお見舞いに行けてないんです。

近藤 家族に会えずに亡くなる終末期の人というのは、たしかにコロナの犠牲者だね。

和田 もとから基礎疾患があった人も、コロナ自粛で追い打ちがかかっていると思います。
私は2年半前、糖尿病にかかってしまって。それまでは、まったく歩いていませんでしたが1日30分歩くようにしたら、いま、クスリを飲まずインスリンを使わずに、血糖値をコントロールできています。ところが外出自粛となると、基礎疾患がある人はなかなか散歩もできません。

近藤　基礎疾患を遠ざける秘訣は、単純に言って4つあります。睡眠、食生活、運動、人との交流です。

和田　ですよね。とくに高齢化するほど、その4条件は大事です。たとえば、若い人は少々歩かなくても歩けなくなることはありませんが、ちょっと年をとると、すぐ歩けなくなってしまう人がいっぱいいますから。

近藤　コロナ禍でもなんでも、どういう形でもいいから体をよく動かさないとね。

和田　一部の人がかかる病気の予防のために、ふだんの生活を変えちゃいけない。人間って「これをやめたから、はい、次はこれ」ってわけにはいきませんから。

近藤　ただ、よくわからないのが、「コロナで亡くなった人がどういう状態にあったか」ということ。たとえば同じ高齢者でも、ピンシャンしている人と、介護施設でお迎えを待っている人では全然違うはずなんだけどね。

和田　介護施設でクラスターが起きたら一気に死んでしまいます。ですが、一般の高齢者はそうはなっていません。ですから同じ高齢者でも、よく歩いたり動いたりしている健康な人より弱っている人のほうが、はるかに死にやすいのはたしかでしょう。

PCR検査を増やさなかった、お役所仕事の怠慢と慧眼

近藤　一方でWHOが「健康とは？」という説明をしてはいるけど、実際「健康」の定義は不可能ですよね。

和田　日本人の場合、WHOの「病気ではないことが健康なのではない」というとらえ方とは、かけ離れていると思うんです。幸福度が高いというか「自分が安寧である」と実感できることを健康の定義に組み入れるというのが、WHOの基本的な考え方ですから。

近藤　「病《やまい》」も「老い」も自然現象ですから、なるべく手を加えないこと。治療という人為的な働きかけをしないこと。体を不自然で不自由なものにしないということは大切だと思います。

和田　ところが、いまの日本人の場合、検査データの正常化＝健康であって、そのあとの

幸せは無視（笑）。食べたいものもお酒もガマンさせる反面、頭がフラフラしててもクスリを飲め、っていう発想ですからね。

今回のコロナ騒ぎだって、人々にガマンさせるだけガマンさせておいて、会食だとかエンターテインメントだとか、旅行だとかの幸せを全部奪ったわけです。

まさに「日本的健康」の裏返しですよね。

近藤　実は国民の多くも、「死ななきゃなんでもいい」って思ってるところも多分にありそうで。

和田　ええ。ただ、みんな楽しみは欲しいと思っているんですけど、現状、楽しみを求めるだけで袋叩きにされますから。

近藤　同調圧力も強いしね。

和田　〝コロナ騒ぎ〟の出口も見えませんし、このままいくと日本人だけが健康にも幸せにもなれないかも（笑）。

ただ、近藤先生がおっしゃるように、とにかく感染は半永久的に続くわけで、そういう意味では「ポストコロナ」と言うには早いかもしれませんが、まあ「死なない病気」に近くなっていることだけは、たしかなんじゃないですか。

近藤　ウイルス自体は、たとえばデルタ株は弱毒になっている可能性が高い。そして新型コロナは、どんどん変異を繰り返していって、最終的に単なる風邪ウイルスになる。

つまり見方によっては、ポストコロナどころか「ウイズコロナ」がずっと続くわけです。でも「実質的には『ウイズ風邪』なんだからどうなの？」って話でしょ。

和田　がんであろうが、健康診断であろうが、コロナであろうが「大学病院的医療」が、自分たちがトクをする形に世の中を洗脳しているわけで、そこから解かれないことには、人々はおそらく幸せにも健康にもなれない気がしますね。

近藤　あと数カ月たってみれば、「ポスト〝コロナ騒ぎ〟」になっているかもしれない。

和田　うーん。果たして「ポスト〝コロナ騒ぎ〟」にまで至っているでしょうか。たぶんマスコミは感染者数で騒ぎ続けますし、テレビなどに出てくる先生方も、ずっと騒ぎを維持させたいインセンティブが強いでしょうからね。

近藤　ただ、どれだけ騒ごうとも、基本的に流行りやすい変異株ほど弱くなって弱毒化するだろうから。

振り返ってみると、日本はＰＣＲ検査を増やさなかったでしょ。あれはだれが考えたのか、一種の慧眼《けいがん》です。まあ、怠慢なお役所仕事がもたらした偶然の結果だろうけど。

和田　そこは厚労省が賢くて、インフルエンザ並みに検査しちゃったら大変なことになるって、ある程度、予測していたのではないかと、私は思いますね。

インフルエンザの綿棒検査中止で、インフル死亡が前年比7割以上も減少

和田　そういえば、インフルエンザの綿棒検査が中止になったとか。

近藤　2020年3月から年末にかけて、「コロナ感染予防のため、インフルエンザの迅速検査、原則中止」という通達が、医師会や関係各所から、開業医たちに届いたんです。

インフルエンザの検査で、鼻に綿棒を突っ込むときにクシャミをされて、新型コロナウイルスをばらまかれたらマズイ、というのが理由のようで。すると、**20年のインフルエンザによる死亡者数は954人と、前年より7割以上も減った。**

和田　となると、クスリさえ与えなければ、インフルエンザで死ぬ人も少なくなるということなのでしょうか。それとも、インフルエンザで死んだのに、医者によってテキトーに肺炎で死んだことにされてきていたのか。

近藤　両方の可能性がありますね。ただ感染者数に着目すると、事態がいっそうはっきりしてくる。

２０２０年秋から２０２１年春にかけて、インフルエンザ患者が例年の１０００分の１になったと話題になったでしょう。その原因がいろいろ取りざたされたけど、僕は先の通達の影響で、診療現場でインフルの綿棒検査をしなくなったからだと見ている。現代のインフルエンザは、発熱などの症状からは風邪と区別できないから。

「インフルエンザはただの風邪」だってことが、よりはっきりしたということです。

和田　結局ただの風邪ということですが、たしかに子どものころ「風邪をこじらすとこわいよ」って、よく親とかから言われていました。しかも私は高齢者が専門ですから、やはり風邪やインフルエンザが原因で亡くなる人を実際にそれなりの数、見てきたんですね。だから、逆になんでコロナだけ特別扱いなのかっていう疑問、違和感は、いまでもすごくありますね。

近藤　インフルエンザからの教訓としては、あんなもの、ただの風邪に成り下がっているのに、まだ年間５０００万本から６０００万本ものワクチンを打っているわけでしょう。ただ単に、それと同じことをコロナでもやろうとしている、ということなんだよね。

第3章

コロナ禍で浮き彫りとなった日本の医療の決定的な問題点

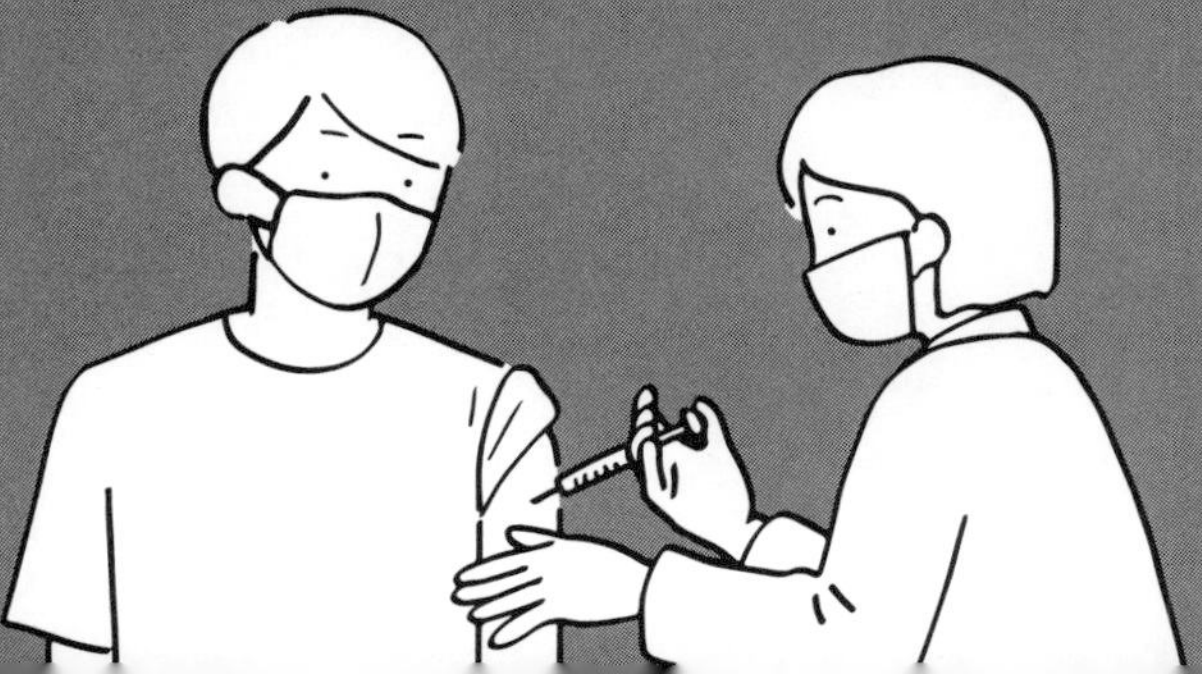

コロナ禍で白日の下にさらされた、日本の医療体制のもろさと傲慢さ

近藤　このコロナ騒ぎで、日本の医療体制がいかにもろくて融通が利かないかが、白日の下にさらされましたね。

和田　医療の問題点が、きわめてはっきり見えてきたと思います。いちばん問題なのは「患者が受ける医療を、自分で決められる仕組みになっていない」こと。医療村が正しいと思っている治療を押しつけてくるわけです。

近藤　押しつけて、検査の数値がちょっと改善すればいいというね。

和田　患者さんが苦しんでも平気で、ＱＯＬ（Quality of Life）、つまり「生活の質」をまったく考えていません。

近藤　とくに、がん医者は「治療しないと大変なことになる」「ほっとくと死ぬ」って患者を脅して、有無を言わさず治療に追いこんでいく。

この傾向は、大学病院でもがん病院でもひどくなる一方でね。

そもそも医者は患者のいのちをどう考えているかというと、まず内科に行くのか、外科に行くのかを選ぶときに、医者の個性が影響します。そして行ったあとにますます、その世界に染まっていく。

少なくとも、和田さんみたいに精神科に行く人より、**外科に行った人のほうがいのちを軽く扱っている感じ**はします。外科医は、患者さんがどんどん死んでもまた手術をしていかないと、仕事がなくなるわけだから。

和田　私はかつて「脳死反対運動」もしていたし、いまでも「反尊厳死」なんです。**スプーンを口に持っていって食べないとき「死にたい意志を尊重してやれよ」じゃなく、やはりうつ病を疑う。その前提として「人間は生きていたいもの」と考える**わけです。

近藤　なるほど。

和田　ただ、いつも80代、90代の高齢者を診ており、また、かつて年間100例ぐらい解剖結果も見ていますので、「人間として死ぬ運命は受け入れなきゃいけない」こともわかります。**父親が7カ月、人工呼吸器につながれていたときも「意識がなくなった時点で、もっと早く『もういいよね』って言ってあげればよかった」**っていう思いもありますし。

近藤　今度のコロナ騒ぎで「いのち」や「死」について、みんな考えたと思うんです。

和田　いのちより大事なものってなんだろう、ということもね。尊厳死より、元気なうちから「ムリムリ生かしていることに意味があるのか？」とか「生きるためなら自由とか、どんな楽しみも犠牲にするのか？」という感じで、中高年以降の医療を考えています。

ところで、近藤先生のセカンドオピニオン外来は何年目ですか？

近藤　２０１３年に始めて今年で8年目、全国から1万人の患者さんがみえています。

和田　患者さんを通じて、がん治療の実態がわかりますね。

近藤　早期がんから末期がんまで、頭のてっぺんからつま先まで、ありとあらゆる種類のがんについて、「放置を検討したい」という患者さんの相談にのってきました。

和田　東京に居ながらにして、全国津々浦々の病院でいま、なにが行われているかが手に取るようにわかりそうです。

近藤　たとえば、昨日みえた50代の乳がん患者さんは、あるがん病院で1年間、抗がん剤治療をやり続けてきました。

最初の診断はステージ３ｂ。これは8割以上、体のどこかに臓器転移がひそんでいるということ。そこで彼女は抗がん剤をいろいろ変えたんだけど、結局ステージ３ｂのままで。

和田　効果がなかった。

近藤　ちょっとだけ、がんが小さくなったらしいけど。
本人は抗がん剤の副作用で指先のしびれがひどい、吐き気もひどい、髪は抜けたまま。医者にいろいろ訴えたけど説得され続けてきたあげく、今回「いよいよ全摘だ」ということで、外科に回されることになったそうです。
和田　リンパを取ると、腕もむくんだり上がらなくなったりしやすいのに……。がんが小さくなっていないから部分切除は無理。ワキの下のリンパも切除すると。

治療で死んでも死亡診断書には、「術死」「副作用死」とは書かれない

近藤　そうですね。そこで、いままで診ていた抗がん剤治療担当の医者がなんて言ったか。
「これから外科に行くことになるけど、ジェットコースターみたいになるからね」
和田　ジェットコースター？
近藤　僕も最初、「どういう意味なんだろう」と思って。そしてピンときた。
ああ、これは「再発したり、それに対する抗がん剤をまたやったりを繰り返すことにな

りますよ」と、いうことなんだと。

和田　なるほど。

近藤　実際、**ステージ3bなんか全摘したら、切った跡にがんが生えてくるし、ひそんでいた転移も、手術をきっかけに暴れ出してワーッと大きくなることが多いし……。**

そうすると今度は、また抗がん剤とか、手術したところには放射線とか、体はどんどん痛めつけられていきます。

和田　だから「ジェットコースター」なんですね。

近藤　ひどいでしょ。結局、その抗がん剤専門の医者は「このがんを手術したらどうなるか」をよくわかっていながら、それを患者には言わずに外科に引き渡しているんです。日本中のがん病院で、同じようなことが行われている。

和田　とにかく目に見えるがん、すべてを取り去るんだという。

近藤　東大病院長も公言してますよ。「患部を取り除けるのは手術だけ。88歳の高齢者にも、年齢はいったん無視して、がんだけを見たときのわれわれの治療方針を伝える」と。実際現在も、たとえ90歳の患者相手でも、抗がん剤治療や手術をどんどんやっていますから。

和田　医者が「いのち」というものを前面に出し、「おまえは死にたいのか！」って言って、手術なり化学療法なりを勧めるわけですね。

近藤　しかも、**日本のどの病院でも、手術の合併症や抗がん剤で亡くなった場合、死亡診断書には「術死」「副作用死」とは書かれません。**

和田　ああ、そうか。あくまで「治療の対象となったがん」で亡くなったことにされてしまうわけですね。

近藤　とても気の毒な例として、79歳の肺がん男性のケースを紹介しましょう。

その方は、1日8000歩も歩くほど元気だったのに、埼玉の大学病院での手術中に大出血。脳死状態になって1カ月で亡くなってしまった。

実は、本人も家族も手術を不安がっていたのに、外科医が「カンタン、カンタン」「1週間で帰れる」「深刻ではない手術だから」と強く勧めたそうなんです。しかし術中に肋《ろっ》骨《こつ》と一緒に太い静脈を切ってしまい、20リットルも輸血したけれども助からなかった。

この件について正確に死亡診断書を書くなら、こうなるでしょう。

「術中の手技のミスに引き続く大出血による脳死状態を経て死亡」

ところが、僕が見た死亡診断書には「病死および自然死」とあったのです。

和田　私は、がんのことはよくわからないけど、少なくともＱＯＬだけとったら、標準治療より近藤先生の「がん放置療法」のほうが、１００倍いいことは明らかです。
日本で最初に近藤先生が提唱された、乳がん患者に対する「乳房温存療法」にしても、あるいは２００２年に出された『成人病の真実』（文藝春秋）で述べられていたことも、そのとおりですから。

頭がしっかりしている人、頭がボケている人の目に見えない差

和田　私は高齢者医療を専門にしていますが、「浴風会《よくふうかい》」という老人ホームに付設された病院にいたとき、病死した患者の解剖結果を報告する「剖検《ぼうけん》検討会」を定期的にやっていました。
そして１年ほどたち、約１００例を見て病理の医者にも言われたのが、「**85歳を過ぎて、体のどこにもがんのない人はいない。脳にアルツハイマーの変化のない人もいない**」ということでした。

さらに、**70代以上に関しては動脈硬化のない人もいなかったん**です。

近藤　そういえば、学生時代にお世話になった教授がいました。若くして教授になり、しかも快活で、よもやま話もおもしろかったので、「なんて脳の回転が速い人なんだろう」と思っていたのね。

その後、僕が放射線科医になってCT室で仕事をしていたとき、頭を打ったとかで、その教授が救急車で運ばれてきたんです。当時70歳前後で、名誉教授になっていたと思う。で、頭部CTを見たら、かなりの脳萎縮があって。脳のシワとシワのあいだが拡大していたんです。

和田　70歳前後になると、脳の萎縮が早い人は目に見えてきますからね。

近藤　その画像を見て驚いたし、いろいろ教訓にもなりました。

まず、脳の萎縮が見つかるなんてイヤだから、検査を受けるものではないと（笑）。

ふたつ目は、彼は教授という終身職に就いてのんびりして、あまり研究や勉強をしていなかったのが脳に悪かったかもしれないということ。もうひとつは、それだけ萎縮していても話はおもしろかったから、「脳は使いよう」なのかもしれないな、と。

和田　おっしゃるとおりです。ことアルツハイマーに関して言えば、脳萎縮がけっこう進んでいるわりに頭がちゃんとしている人と、脳はそんなに縮んでいないのに、けっこうボケている人がいるんです。

で、そういう人の日常生活を比べてみると、縮んでいるわりに機能がしっかりしている人は、やっぱりふだんから頭を使っている人とか、あるいは仕事をし続けている人。

その反面、脳が縮んでいないのにボケている人もいますが、それはやっぱり、天井を1日ボーッと眺めているような人であるわけです。

近藤　必ずしも、脳は縮めば縮むほどダメになるわけではない。機能、働きはまた別で、脳の萎縮との関係はわからない、ということですね。

和田　そうですね。だからこそ、年をとって脳が縮んでるなりにどう頭を使うとか、がんがあるなりにどう生活するかとか、そういうことがきわめて大事なんだろうなと思います。

浴風会で、たくさんのご遺体の解剖結果を拝見した経験から、**年をとるということは、現在の「ウィズコロナ」と同様、「ウィズがん」であり、「ウィズアルツハイマー」であり、「ウィズ動脈硬化」**なんだと思うようになったんです。

近藤　たしかに。大人になって出てくる不具合は、ほとんど老化現象だからね。

和田　年をとってなにか問題が出てきたときに、それを取り去ろうとか、なくそうとかという無理なことをするより、「問題があることを前提に、それでどう生きるか」を考えたほうが、はるかに快適に暮らしていけます。

実際、たとえば高齢者に血糖値や血圧を下げるクスリを出すと、たいがい「頭がフラフラして調子悪い」ということになるわけですし。

近藤 いろいろな比較試験で、クスリで数値を下げるとかえっていのちを縮めるというデータも出ているしね。

和田 それでも医者は「死にたくなければ、まず数値を下げろ！」とか「食べたいものをガマンしろ！」って脅したり、禁欲生活を強いたりするわけです。

言ってしまえば、**日本の医療界はまるで宗教団体ですよ。「血圧を下げればいい教」「血糖値を下げればいい教」「がんは切ったほうがいい教」といった感じで。**

近藤 僕の外来にみえた患者さんが、ほかの病院への紹介状を見せてくれたんだけど、「近藤教信者。やっかいです」って書いてありましたよ（笑）。

和田 近藤先生の勉強量はすごくて、厖大《ぼうだい》な医学論文を読みこんで、データにもとづいて理論を構築されているから、宗教呼ばわりはお門違《かどちが》いなんですけどね。

反面、日本の医者のほとんどは、製薬会社のパンフレットを読むのが「勉強」だから。

近藤　彼らは医学論文も読まないし、がんを治療しない患者は「もう来なくていい」って追い出すから、がんの自然の経過を診たこともないんだよね。

なのに「ほっとくと、どんどん大きくなって手遅れになる」とか「治療しないと余命3カ月」って患者さんを脅して、治療に追いこむわけ。ただ、日本でだけ、こんなにも定期健診や人間ドックが広まったのは、「病気かもしれない」っていう暗示にかかりやすい国民性の問題もあると思う。

和田　**日本人って基本的に「かくあるべし」思考が強い。**

だから、がんがあれば「ちゃんと完璧に取らないといけない」、手術したら「痛みが残ってはいけない」って、いちいち思い込みやすいですよね。

近藤　がんが見つかったら一刻も早く取り除きたい、っていう人が圧倒的に多いし。

和田　なかなか「ま、いいか」っていう発想ができない。「かくあるべし」思考から解き放されて、「これはもう運命だから受け入れよう」という気持ちになれたほうがハッピーなんですが……。

近藤　そうですね。ただ、「治療しても寿命は伸びませんよ」って言うと、患者本人は納得していても、一緒に来た家族が怒りだすことはある。

あるいはがんが進行していて、混乱したまま来る人もいて。「このがんは治療してもいのちを縮めるから、様子を見たほうが長生きしますよ」と言っても、本人は治療でいのちを縮めた人などいないと思い込んでいるから「不安だ！」ってなりやすい。

和田　日本人は、パニック、あるいは災難が襲ってくるのでは、と常に不安に駆られる「予期不安」は強いのに、それに対するソリューション、対処法を考えない、という残念な習慣もありますね。

たとえば、がんになることをみんなとても恐れていますが、じゃあ、がんになったらどのどんな医師にかかるか、どんな治療を受けるかといったことについて、なにか調べようとすらしない。

なにもしなければ、不安というものは大きくなるばかりなんですが……。

近藤　国民が医療に期待しすぎていて、結局、医者にすべて「お任せ」だし、〝空気〟で動くし……。非科学的なことが大手を振りやすい国であるのは間違いないなあ。

不安と闘い勝つことを考えるより、不安と折り合いをつけることを考える

和田　がんもアルツハイマーも、実は年をとったらみんなに当たり前に起こることなんだと浴風会で知ってから、私がいちばん影響を受けたのが「**森田療法**」です。

近藤　ああ、よく耳にする精神療法ですね。

和田　**神経症の治療法と思われやすいんですが、ほかの療法といちばん違うのは、不安や症状がある人に対して、それを取り除こうとしないことなんです。**あくまで「それを抱えたまま、どう生きるかを考えましょう」と。

たとえば「死ぬのがこわい」人に対しては「その不安を考えるより、どうやったらよく生きられるか考えましょう」といったように。

あるいは、対人不安の強い人には「あなたは顔が赤くなるのを治すより、人に好かれるためにもうちょっとコミュニケーション力を磨くことのほうが大事でしょう」っていう考え方をします。

近藤　**不安と闘うな、と。**

和田　そのとおりです。

あるいは「その症状の背景にあるあなたの欲望を、どう発現させるかが大事だ」とも言えます。たとえば、人前に出ると顔が赤くなることが不安になるのは、人に好かれたいという〝欲望〟が強いから。ならば、その欲望をどう実現するかを考えるわけです。

高齢者の方も「腰が痛くて不安だ」と、治すことを前提に医者に来る人が多いんですが、「治らなかったとして、どう生きるかを考える」という療法を、私はいまやっています。

近藤　それは対面で？

和田　私は心理学の教員でもあるので、患者が望むゴールに向かって指導しながら治療するスーパービジョンで、臨床心理士が診るのを指導しています。で、大学院生にも2年間、患者を持たせているんです。

たとえば、解《かい》離《り》性《せい》障害や多重人格といった、意識が飛んでヘンなことをしてしまう患者を担当することになったとしても、「人格を統合させよう」「ヘンな人格が出ないようにしよう」というのは、2年では無理です。

だから、「ヘンな人格が出てきても、どうやって生きるか」を考える治療法に変えていったところ、いずれのケースでも、みんなうまくいったのです。ヘンな人格が出る回数が減ったり、婚姻関係や職場でずっとうまくいくといったという具合に。

近藤　本人は、自分の困った人格をどう扱うんですか？

和田　たとえば、自分でそのような人格状態になることを自覚して、周りにも「私にはこういう面があるけど、ふだんはこうです」って伝えて、この「ふだんはこうです」という状態のときの生活を充実させるとか、ですね。

近藤　なるほど。僕のセカンドオピニオンを求めにくる患者さんは、「医者が勧める治療はおかしいのかもしれない。だから、自分で調べなきゃ」というように主体的にやってくる人が多く、そういう人は基本的に明るい。うつにはならない感じがするね。

和田　がんでも、うつ状態にはならないんですね。

近藤　いま各地のがん病院なんかに、がん患者の心のケアをする「精神腫瘍科」ができていますよね。ただ、なんでそれが必要なのかと思って。

これは推測だけど、がん病院や大学病院で、医者から提示された治療法に乗っかって抗がん剤をやったり手術したりすると、体は痛めつけられるし、副作用ひとつとってもハッピーじゃない。

和田　そもそも、よくならないことも多いですし。

近藤　それでいて世の中を見わたすと、僕が極北なんだけど（笑）、手術とか抗がん剤は役に立たないと言っている医者もいる。

治療に不信感が出てきたときに「抗がん剤の延命効果は証明されていない」「副作用は一生続くこともある」なんて見聞きすると、「はて、このままで大丈夫なのか？」って、それは不安感も募るし、うつにもなるよね。だから、精神対策が必要な人も出てくるんだろうと、僕は解釈しています。

和田　その不安を、どうしたらいいのでしょうか。

近藤　まず、抗不安薬みたいなクスリに頼るのはバツ、論外です。あるいは、周りが「心配してもしょうがない。大丈夫だよ」と慰めたり、逆に「近藤先生の言うとおりにしなさい」などと、いろいろ言っても解決しません。

どこまで到達できるかは個人の資質によるけど、僕が思う理想を伝えておくとね。

不安とかこわいっていう感情は「古い脳」、つまり大脳旧皮質の問題で、なかなか抑制できない。そうではなく、**不安感を抑え込めるのは、ほ乳類にしかない新しい「考える脳」＝「大脳新皮質」で、つまり知性と理性**なんです。

ほかの本には、「とにかく治療しろ」とばかり書いてありますからね。おもに僕の本を読んで（笑）、まず知識をたくわえることが大事。

和田 たしかに、〝準備性〟ってすごく大事ですよね。私が、かつてすい臓がんが疑われた際、「仮にすい臓がんであっても、近藤先生のおっしゃるとおり、治療は受けずに残りの人生を生きられるだけ生きよう」と思えたのは、その前に当然、近藤理論を知っていたからです。もし、がんという事実をいきなり突きつけられたとしたら、やっぱりパニックになっていたと思います。

近藤 それはあらゆることに言えますね。本を読んでおくのは大切です。

「余命」の本当の定義を知らない患者、がん放置患者の経過を知らない医者

和田 たとえば、私は数えきれないほど認知症の人を診て、家族の相談にも乗ってきましたが、「**認知症は85歳になったら4割がかかる病気**」という意識を持っている人は、あまりいません。

介護保険料にしても、毎月、引かれているのに、ほとんどの人は介護保険の使い方すら知らないわけです。

近藤　直面してから右往左往。

和田　そう。自分もなるんだって、なる前から覚悟を決めておかないとね。がんなんて「知らぬが仏」も合わせたら、100％の人がかかる病気だと私は思っていますから。

近藤　なのに、実際かかると「なんで私ががんに⁉」って、みんなうろたえるでしょ。

和田　そうなんです。日本人って、病気にならないようにってことには強迫的で、健診が大好きなのに「この病気になったら、この医者にかかろう」と決めている人はあんまりいない。

ボケ予防の脳トレはしても、実際ボケたらどう介護してもらうかは考えてないですし。

近藤　それで思い出したけど、僕のところにくる患者さんって、前から本を読んでくれていた人が多いんですよ。

和田　頭がパニックになる前、冷静なうちに知識を得ておく姿勢って大事ですよね。『患者よ、がんと闘うな』（文藝春秋）から全部読んでいるなんて人もたまにいて。

近藤　急に余命を言われて、まっ青になる患者さんも多いのが現実だけど。

たとえば「余命6カ月」と言われると、5カ月目から7カ月目くらいのあいだには死ぬようなイメージがあるでしょ。しかし正しくは**「告知を受けた人の半数が亡くなるのが6カ月以内」**という意味なんです。

それも、早い時期に亡くなるのは臓器転移が進んでいる人たち。告知を受けても、そのときふつうに生活できているなら、一般的には優に1年、2年は生きられます。

医者にしても、経験的に余命の見当がつくのは自分が治療した患者だけ。先ほどもお話ししたように、治療を選択しない患者は「もう来なくていい」って相手にしなくなるから、がん放置患者がどれくらい生きたかなんて、ほとんど知らないんですよ。

Dr.和田'sカルテ

自分がボケる前に知っておくべき、介護と福祉をめぐる真実と現実

親の介護で苦労した人に話を聞くと、「子どもに負担をかけたくない」という人がかなり多くいます。子どもに残す財産が減っても有料老人ホームに入るとか、夫婦で介護をしていて限界が来たら、特別養護老人ホームやグループホームに入

ることを考えているのです。

この発想はきわめて健全だと思います。せっかくキャリア形成がうまくいった子どもたちが、親のために介護離職するのはあまりにもったいない。

最近は終活ブームで生前に墓を買う人も増えましたし、自分の葬儀プランを早くから決めておく人もいます。また終末に延命を望むかどうか、中高年のうちから意思表示することも、珍しくなくなりました。

その一方で、漠然と「ホームに入りたい」という人はいますが、自分自身の将来のために「老人ホームとはどんなところか、どこがいいのか、どのくらいお金がかかるのか」を具体的に知るために見学などに行く人は、ほとんどいません。

実際、お金に余裕がないなら地方に行けば、安くて良質なサービスを提供してくれるところも珍しくないのですが。

私の患者さんも1000人単位の人が、最終的に施設介護を選びました。私は20年以上にわたって、有料老人ホームのコンサルタント医をしています。日本のホームは質がピンからキリまでありますし、介護者の文化レベルがホームによって違う。経営者の理念が大きいのでしょうが、リーダーである優秀なナースや介護士が醸成した文化が引き継がれることも多々あります。

入居金や月々の支払いが高ければ、設備や食事はその分いいかもしれませんが、介護自体は「高ければいい」とは限りません。だから、見学をマメにやっておいたほうがいいのです。

介護保険で受けられるサービスや、どのように申請するのかも知っておいたほうがいいでしょう。40歳以上は給料から介護保険料が天引きされているのに、親が要介護になってからあわてる人の多いこと。やはり、事前の知識は多いに越したことはありません。

日本の福祉サービスはそう悪くありませんが、みんなが使うと財政がパンクするからか、行政の側が自らサービス内容を公示することはありません（パンフレットはありますが）。知らないと損なのが、公的な介護サービスなのです。

さて自分や家族がボケた場合、ホームに入ることを事前に決めていても「ボケた人の意思」と見なされ、認められないことがあります。

ただし、意思能力が減弱したり、なくなったりした際に、子どもや配偶者が意思を代行したり、補助したりできる「成年後見制度」というものがあります。

親の認知症が進み、その配偶者も高齢というような場合に、医師が「本人に意思能力がない」という鑑定書や診断書を出し、裁判所が家族を後見人として選定すれば、後見人は家族の財産を代わりに管理できるのです。

これを利用すれば、元気なころは「ホームに入る」と言っていた親が、認知症になって家に執着するようになっても、老人ホームに入居させられます。

問題は、とくに財産のある家では「後見人が決まらない」こと。

診断書上は後見（意思能力が事実上ない）レベルということで、裁判所が成年後見の対象であることは認めても、だれを後見人にするかでもめ事が起こる。もちろん私的に使ってはいけないのですが、「後見人が親の財産を自由にできる」ということから、その指定に反対する家族が出てくるのです。

弁護士など第三者にお金を払って後見人になってもらうことも可能ですが、それも家族間のコンセンサスが不可欠。裁判で争って後見人を選ぶこともありますが、そのあいだに親の認知症は進み、介護している家族は疲れきってしまう。

こういう悲劇を避けるため、「任意後見」という制度もあります。

これは、いつか自分がボケたり寝たきりになったときに、財産の管理や介護についての判断を、だれにしてもらうかなどを前もって契約しておくというもの。

任意後見人が自動的に成年後見人になれるわけではありませんが、契約の範囲内のことは、自分が選んだ任意後見人が引き受けられます。

将来のもめ事を避けるためにも、活用して損のない制度と言えるでしょう。

がんは本物も「もどき」もつらくなければ放置、これがラクに長生きする最大の秘けつ

近藤　がん検診が有害無益なのも、もはや国際常識です。
胃がん、肺がん、乳がんその他、すべての固形がんで、がんを早期発見してもがん死は減らないことが、比較試験で確認されている。

和田　日本の統計を見ると、たとえば**前立腺がんの検診が盛んになって、たくさん発見されているのに、むしろ死亡数が増えていますよね。**

近藤　日本では、前立腺がんや乳がんなど、検診が推奨されているがんほど死亡数が増えているという皮肉な事態になっていて。たとえば、前立腺がんを見つけるためのＰＳＡ検査（採血検査）は無意味、かつ有害とはっきりわかっているので、欧米ではやめようという流れになっている。

実際、ＰＳＡ先進国のアメリカでは前立腺がんの発見数が急増して、前立腺切除術の数が４倍になったのに、前立腺がん死亡数は減らなかったし。

和田　**アメリカの60歳以上の男性が前立腺切除手術を受けた場合、ＥＤ（インポテンツ）の発生率が65％、尿失禁の発生率が８％**というデータを見たことがあります。

近藤　８％というのは、手術が上手だからなのかも。日本では、尿失禁は断然多く、全摘手術を受けた人の半数以上がオムツをしているという説があるほど。それもあって手術は勧められませんが、僕の患者さんには、最初から骨転移のあった前立腺がんを放置して、５年以内に亡くなった人はいませんね。

和田　がんがこわがられるのは、転移するからでしょう。たいてい転移で亡くなりますからね。

近藤　ところが、本物のがんは直径1ミリ以下のときから、転移するものは臓器転移していて、治療しても治らない。**検診で見つかるのは最低でも直径1センチ。その大きさで臓器転移がひそんでなければ、転移する力のない「がんもどき」で、ただのおでき**です。

　逆にもし本物のがんだった場合、あわてて切ると、傷口を修復するために白血球からさまざまな増殖因子が分泌され、眠っていたがん細胞が目覚め、がんが暴れ出しやすい。

和田　「手術すると、がんが暴れる」って、よく書いていらっしゃいますもんね。

近藤　さらに、手術や放射線治療をすると合併症も起きる。抗がん剤治療もセットでついてくるから、結局は早く死んでしまう可能性が高くなります。

　がんの早期発見、早期治療をしたばっかりに寿命を縮める人が、どれだけ多いか。

がんは本物でも「もどき」でも、夜眠れないようなつらい症状がないなら放置しておく。これがラクに長生きする最大の秘けつです。

第4章

コロナの先にある人生100年時代の正しい健康思考

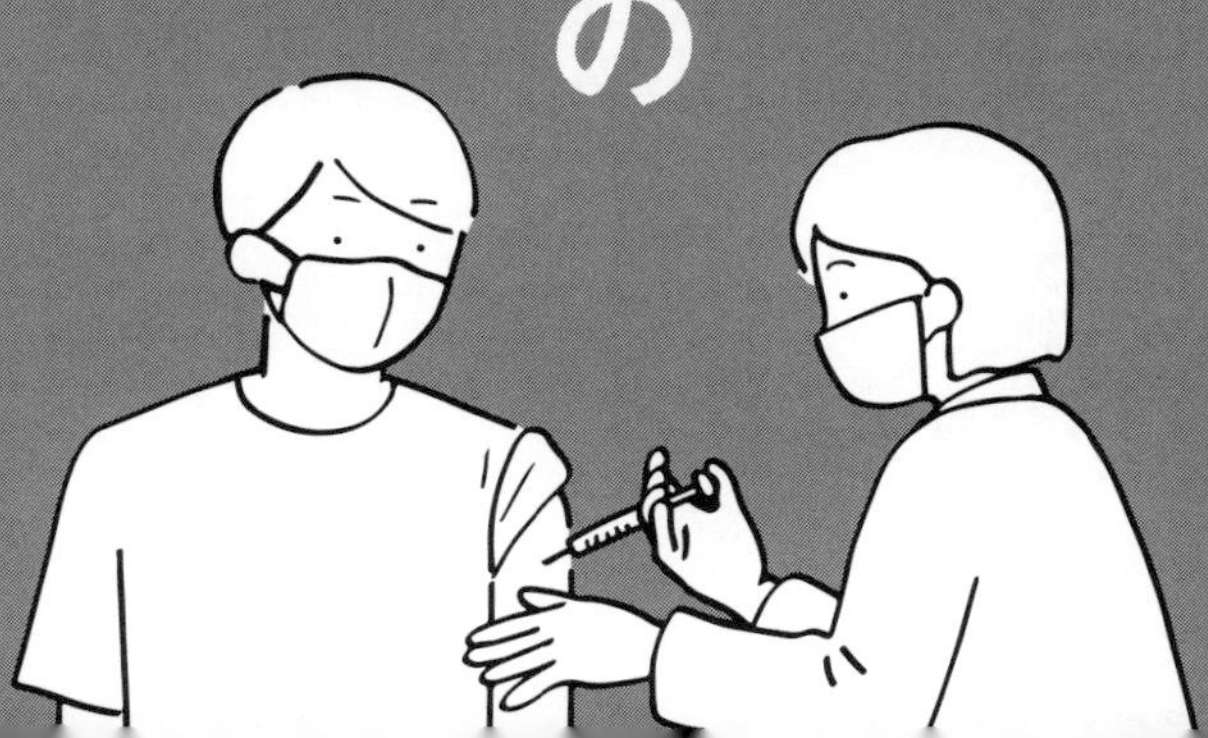

かつてのお年寄りとはまったく違う、70歳からの10年間こそ「人生最後の活動期」

近藤　和田さんは最近、『70歳が老化の分かれ道』（詩想社）という本を出されましたね。

和田　ええ、おかげさまでちょっと売れているんですけれども（笑）。

近藤　１９４０年代後半生まれの「団塊の世代」が全員、70歳を超えて、もうすぐ日本人の５人に１人が75歳以上の後期高齢者になるという。

和田　いまの70代は、かつてのよぼよぼしたお年寄りとはまったく違いますよね。

近藤　**サザエさんに出てくる磯野波平は54歳の設定**だけど、老けていますよねえ。

和田　新聞の連載が始まったのは、戦後間もなくですからね。

近藤　当時の男性の平均寿命は60歳前後だったから、波平さんはもう晩年だったわけです。奥さんのフネさんも50歳前後とされていますが、おばあちゃん、おばあちゃんしていて、縁側に座って日向ぼっこをしているのが似合うイメージだね。

和田　明らかに、戦前と戦後では栄養状態が違いすぎますから。

近藤　健康のために運動する人も増えているしね。**スポーツ庁の体力テストでは、75歳の体力や運動能力が、20年前の65歳並みに若返っている**というし。

和田　外来で高齢者を診ていても、10歳は若返っている感じがします。格段に若々しく健康になって、70歳からの10年間が「人生最後の活動期」に変わってきています。

近藤　人生の黄昏《たそがれ》という感じじゃなくなってきているね。活動的な高齢女性も、ほんとに増えているし。

和田　女性は、90代まで生きることが当たり前になっていますね。

それに最近の研究でわかったのが、**女性は閉経したあと、男性ホルモンの絶対量が増えるということ**。それも、はつらつとした高齢女性が多い理由だと思います。

近藤　なるほど。人によって差はあるんでしょうけどね。

和田　もちろんそうです。高齢者というのは、とても個人差の大きい年代ですね。若々しくなってきたとはいえ、リスクもたくさん抱えていますから。

その最たるものが「意欲の低下」です。

70歳前後に、脳の内の意欲や好奇心にかかわる前頭葉《ぜんとうよう》の老化、男性ホルモンの減少、そして「幸せホルモン」とも呼ばれ、精神安定、脳の活性化に影響を及ぼす脳内物質セロトニンの減少が一気に襲ってくるので、とくに男性は意欲が急激にしぼみやすいんです。意識して「こころ」を動かそう、「脳」を使おうとしないと、みるみる衰えていきますね。いずれにせよ生活のあり方に関して、とても個人差の大きい年代です。

80歳を過ぎてかくしゃくとした現役の経営者や学者、さらにはフルマラソンを走るような人がいる一方で、60代から要介護状態に陥る人もかなりいますね。

近藤 僕は60歳を過ぎたころは「そろそろお迎えがこないかな」と思っていたんだけど。セカンドオピニオン外来を始めたら、いろんな患者さんに「やめられたら困る」って言われて、いまは「体が続く限り、100歳になってもやりますよ」って言っています。

和田 いいですねえ。**仕事を長く続けるってことは、頭も感情も体も毎日よく使い、課題に一生懸命取り組んでいくことですから、生きがいと健康長寿、一石二鳥**ですよね。

近藤 人生なにが大変って、余りある時間をどう過ごすかでしょう。その点、僕にとっては外来も執筆も、望みうる最高のひまつぶしです（笑）。

勉強が趣味だから、毎朝早くから論文を読んで、新たな知識を仕入れることが楽しくて。その結果、人助けもできるなんて果報者だなあと。いつも机にへばりついて、カマボコみたいだなとも思うけど（笑）。

和田　私も60歳を過ぎて改めて、現役を続けやすい仕事を選んでよかったと思っています。精神科医になったとき、先輩から「精神分析の学会には、70代、80代の人が当たり前に出ているから、一生楽しめるよ」って言われたんです。

実際たしかにそうでして、とくに心の治療は年齢を重ねて、経験を積むほど上達しやすいんですね。

近藤　一生楽しめるって、いい言葉だね。

死ぬまで若々しくいたければ、仕事、家事、趣味を続けなさい

和田　死ぬまで、**仕事も家事も趣味もなるべく引退しない。これが最大の老化予防法**です。まず、働くことをやめない。再雇用でもパートでもシルバー人材派遣でも地域のボランティアでも、なんでもかまわないんです。

仕事をするということは「第三者に強制的に何かをやらされる」ということでもあり、これが体と脳をものすごく活性化させるんですね。

近藤　そういえば１００歳のサラリーマンの方が「動物は死ぬまで、自分で食糧を調達して生きる。人間も動物なんだから動ける限り働くのが当たり前。なにより、毎日働くことが長生きにつながる」と語っている記事を見ました。

和田　そのとおりですね。**車の運転も、実は70歳前後で免許を返納すると要介護リスクが高くなることがわかっています。**高齢者の事故がやたら報道されるので注目を集めますが、実は事故に占める高齢者の割合はものすごく低いんです。

ですから、あわてて運転免許証を手放す必要なんてないんですよ。

近藤　地方はとくに、車がないとどこにも行けないから、引きこもりやすくなってしまうでしょうし。

和田　そうですね。筑波大学などの研究チームが２０１９年に公表したデータがあります。**要介護認定を受けていない65歳以上の男女２８００人を追跡したところ、運転をやめていた人は、10年目の要介護リスクが、運転を続けていた人の2倍以上**になっていたんです。

つまり、脳や運動の機能に問題がないのなら、70歳になったからといって運転をやめないほうがいいということですね。

Dr.和田'sカルテ

「高齢ドライバーの運転はあぶない」は果たして本当のことなのか？

「高齢ドライバーが高速道路を逆走」
「アクセルとブレーキを踏み間違えて暴走し、死者○名の惨事に」

高齢者の運転による車の事故がたびたびニュースになり、「高齢者の事故が増えている」「自主的に免許を返納しましょう」という主張が、マスコミに大きく取り上げられます。

高齢ドライバーは肩身が狭くなるばかりですが、データを調べてみると、意外な実態がわかってきました。

たとえば『犯罪白書』（令和2年版、法務省）の、令和元年の「交通事故発生件数」を見てみましょう。

第1当事者（交通事故を起こした運転者や歩行者のうち、過失が重い者。過失が同程度なら、よりケガが軽い者）の年齢層別に見てみると、20～29歳が6万3749件、

40〜49歳が6万5838件に対し、75歳以上は3万459件。若年・中年世代の半分にすぎません。

65歳以上の高齢ドライバーの事故はたしかに年々増えてはいますが、日本の高齢者人口がどんどん増えているのだから、事故の割合がそれを上回らないと「高齢ドライバーの事故が増えている」ことにはなりません。

また、80歳以上の死亡事故数は10年前に比べて半減して、年間200件あまり。成人の年齢層別ではいちばん少ない。

車を運転していて高齢者マークを見かけると、ほぼ例外なく、スピードの出しすぎどころか、「慎重すぎるほど、ゆっくり安全運転」をしています。マスコミが大騒ぎする「暴走高齢ドライバー」のイメージとは、まったく違うのではないでしょうか。

本当はニュースの解説者やコメンテーターが、そういうさまざまなデータや実態にもとづいて、免許返納のデメリットも含めて冷静な解説をするべきなのですが、だれもやりません。コメンテーターと称する人が、ワンパターンの「本当にこわいですね」でまとめておしまい。

すると、「やっぱり高齢者の運転はあぶない」「免許を取り上げるべき」という世論が広がり、政府は「80歳以上運転の事故死、25％減を目指す」などと方針を打ち出す……。

ほかの先進国では、政策を変える際に行われるのは、客観的な「統計情報」にもとづいた議論。そのために統計調査をやっているわけです。

対談でも話しましたが、日本も統計はとっているのに、ニュースによって世論がつくられ、それによって政策が変わることが珍しくありません。

「めったに起きないことが起きた」からニュースになっているのに、なぜか、その確率的に低いことへの「世間の注目度」によって、政策がコロコロ変わってしまうのです。

果たして、こんなことでいいのでしょうか？

心と体の健康のためにも、日本人はもっと肉を食べたほうがいい！

近藤　80歳、90歳でも体の機能を維持するためには、栄養もしっかりとり続けないと。

和田　肉を意識して多めに食べるくらいがちょうどいいんですよね。

年をとると野菜中心になりやすく、70歳以上の日本人の5人に1人がタンパク質不足といわれています。

近藤　いちばん重要な栄養素なのに。体内でアミノ酸に分解されて、筋肉、血液、皮膚、内臓、髪、骨格、ホルモン、抗体……、あらゆる組織の材料になるからね。

これが不足すると足腰も血管も弱るし、がんが暴れやすくなるし、感染症にもかかりやすくなる。うつやボケにもつながってしまいます。

和田　アメリカでは「心筋梗塞の予防のため、食べる肉の量を減らせ」となって、日本もそれをマネしています。しかし食べる量も体質も、日本人とアメリカ人とでは、まるで違いますからね。

近藤　アメリカ人は心臓病が死因のトップだけど、日本人はもう40年以上、がん死がトップだから。

和田　そうなんです。アメリカ人は１９９０年代から、がんの１・３倍ぐらいの人が心臓病で死んでいますが、日本は２０１９年なんて、がんで死んでいる人が心臓病死の２倍近くもいます。

近藤　だいたいアメリカ人って、１日３００グラムぐらい肉を食べているでしょう。ビア樽みたいな肥満の人が４割もいますし。

和田　日本人が食べる肉の量の平均は、１日たったの80グラム程度。肉を減らすどころか、意識して多めに食べるくらいでちょうどいいんです。

肉に含まれるコレステロールは、がんと闘う免疫細胞のもとだし。**がんになりたくなければ、日本人はもっと肉を食べたほうがいい**ですよね。

近藤　僕はいつも患者さんに、こう伝えているんです。

「**がんは正常細胞を押し分けて広がるから、細胞を丈夫に保つことが、なにより大事。肉、牛乳、卵をまずしっかりとってください**」と。

「落ちこんでる人には肉を食べさせなさい」って言葉もあるくらいだから。

和田　そうなんです。意欲レベルの低下には、先述した脳内の神経伝達物質セロトニンの減少も関係します。

セロトニンは年をとるほど減っていきますが、肉を食べることで対抗できる。肉には、セロトニンの材料になるアミノ酸、トリプトファンが多く含まれていますからね。

よく「定年退職後にガクッと年をとる」と言われますが、急に歩けなくなったり、ボケ症状が出るわけじゃないんです。たとえば、知能テストで点数が目に見えて落ちてくるのは80代以降ですから。

病気やケガをきっかけに老化が進むことはありますが、いちばんこわいのが、先ほどお話しした「意欲の低下」です。

近藤　65歳以上のうつ病を指す「老人性うつ」って言われる状態ですね。

和田　ええ。**うつ病まではいかなくとも、早い人は50代からいろんなことが面倒になり、70代でなにをする気も起きなくなる。すると、動かないから運動機能や脳機能の衰えも加速して「フレイル」になってしまう、**という悪循環です。

Dr.
和田'sカルテ

フレイルは「要介護まっしぐら」へのアラート

厚労省は2020年、75歳以上の人を対象に「フレイル健診」をスタートさせました。

フレイルとは「虚弱」という意味で、介護が必要になる一歩手前の状態のこと。疲れを感じやすく、歩く速度が落ちたり、体重が急減したりして日常生活に支障をきたす。もの忘れも多くなる……。

この状態を放っておくと「要介護まっしぐら」。病気にかかりやすく、重篤化もしやすいので、死亡率が上がり、骨折や入院をきっかけに寝たきりになるリスクも高まります。

現在、全国で約350万人がフレイルと推測されています。

フレイルの特徴は①疲れやすくなる、②活動量が少なくなる、③筋力が低下する、④動作が遅くなる、⑤体重が減る。目安は、5項目のうち3つ以上該当した

太字が多いほうがフレイルの可能性大なので要注意！

	No	質問文	回答
健康状態	1	あなたの現在の健康状態はいかがですか	①よい ②まあよい ③ふつう **④あまりよくない ⑤よくない**
心の健康状態	2	毎日の生活に満足していますか	①満足 ②やや満足 **③やや不満 ④不満**
食習慣	3	1日3食きちんと食べていますか	①はい **②いいえ**
口腔機能	4	半年前に比べて固いものが食べにくくなりましたか（例）さきいか、たくあんなど	**①はい** ②いいえ
	5	お茶や汁物等でむせることがありますか	**①はい** ②いいえ
体重変化	6	6ヵ月間で2〜3kg以上の体重減少がありましたか	**①はい** ②いいえ
運動・転倒	7	以前に比べて歩く速度が遅くなってきたと思いますか	**①はい** ②いいえ
	8	この1年間に転んだことがありますか	**①はい** ②いいえ
	9	ウォーキング等の運動を週に1回以上していますか	①はい **②いいえ**
認知機能	10	周りの人から「いつも同じことを聞く」などの 物忘れがあると言われていますか	**①はい** ②いいえ
	11	今日が何月何日かわからない時がありますか	**①はい** ②いいえ
喫煙	12	あなたはたばこを吸いますか	**①吸っている** ②吸っていない **③やめた**
社会参加	13	週に1回以上は外出していますか	①はい **②いいえ**
	14	ふだんから家族や友人と付き合いがありますか	①はい **②いいえ**
ソーシャルサポート	15	体調が悪いときに、身近に相談できる人がいますか	①はい **②いいえ**

出典：厚生労働省「高齢者の特性を踏まえた保険事業ガイドライン第2版」

らフレイル、1～2個ならプレフレイル（フレイルの前段階）、該当ゼロなら健常となります。

健診では運動や食生活の習慣、もの忘れの有無などを尋ねて、フレイルの早期発見や重症化予防を目指しています。右は厚労省のチェックリスト。早い人は50代から兆候が現れるので、年齢を問わず心身の健康状態を把握しましょう。

ボケ、老人性うつ病と呼ばれている症状は、実はかなりの部分「薬害」だった！

和田　60代、70代で急に気力がなくなって、外出しない、着替えも入浴もおっくうがる、身なりにもかまわないし、記憶力も落ちた。すると周りは「ボケた」と思いますよね。
それで認知症外来に連れて行ったらうつ病だった、ということがよくあります。**60代で認知症だと思われる人の7～8割、同じく70代で半分ぐらいは、実は認知症ではなくうつ病なんです。**

近藤　そもそも「もの忘れがひどいから私はボケたんじゃないか？」って自分から受診する人は、ボケていないんだよね。ボケると自分では意識しなくなるから。

和田　例外もありますが、一般的に言うとそのとおりです。老人性うつ病がわかりにくいのは、「気分の落ち込み」や「自分を強く責める」といった、一般的にイメージされるうつ状態にならないことが多いからです。

見分け方として、ボケはゆっくり進むけど、老人性うつ病は急に発症して不眠、眠りが浅い、食べられない、まれに過食など「睡眠障害」「食欲障害」がともなうことですね。

近藤　僕は、**ボケとか老人性うつ病と呼ばれている症状は、実はかなりの部分「薬害」**だと考えていてね。

家族に連れられてくる高齢の患者さんのなかには、なんとなくボーッとして無表情で、反応も鈍い人がけっこういる。聞いてみるとたいてい、クスリを何種類も飲むよう指示されていて。なかでも降圧剤はほぼ全員。

和田　日本では２０００万人以上、70歳を超えると２人に１人が降圧剤を飲んでいますからね。睡眠導入剤として出される安定剤を服用しても、そういう症状になります。

近藤　いま、合併症のない75歳未満の人の「降圧目標」は、上が１３０㎜Hg未満、下が80

㎜Hg未満でしょ。

和田　高血圧と診断された人が、治療でどこまで下げるべきかの基準値が「降圧目標」ですけど、この数値はとんでもなく低いですよね。**2000年には、最高血圧160までが「治療目標」というガイドラインも出されたのに。**

近藤　それが、まともな説明もなくどんどん引き下げられて。降圧剤の売り上げは以前の6倍以上、1兆円を超える巨大産業になっているでしょ。

和田　**中高年になると動脈硬化が進んで血管の壁が厚くなり、内径も狭くなるから、血圧も血糖値も多少高めのほうが、脳に酸素やブドウ糖が行きわたって、脳細胞も丈夫になるのに。**

近藤　数値が年々上がるのは、体がベストの状態を保てるように自己調整しているわけで、無理に下げたら脳梗塞やボケを招くよね。

「高血圧のクスリをいろいろ出されている。どれからやめたらいいですか」って相談されたとき、僕はいつも「全部やめなさい」って答えています。

上が200まで上がって頭痛やめまいがするのでない限り、血圧は自然に任せたほうがいい。肥満に気をつけたり、アルコールを減らしたり、運動して血圧を下げる分には問題ないからね。

和田　低血糖も長く続くと、脳に大ダメージを及ぼすでしょう。

近藤　血糖値をクスリで下げると脳が働かなくなり、さらに下がると昏睡に陥って、夜寝ているときだと、そのまま亡くなる人も多い。

和田　車を運転していたら大事故につながるし、ほんとに危険です。

近藤　クスリで無理に数値を下げると死亡率が上がる、というデータもいくつも出ているからね。

和田　私なんかクスリを飲まないと最高血圧が２００を超えますけど、正常値までは下げずに、上が１６０～１７０でコントロールしています。

空腹時血糖値も一時は６００を超えたけれども、正常値の１１０より高い１５０～２００を目安にしています。それより血圧や血糖値を下げると、頭がぼんやりしてしまうので。

近藤　それは賢明です。以前、50代で「高血圧」と言われて、降圧剤を飲まされた結果、体調がおかしくなって、さらにクスリが加わって、向精神薬も含めて5種類も飲んでいる患者さんがみえたことがあってね。

「いつも頭が重い」って表情が暗くて、会話はワンテンポ遅れる、もの忘れもひどいという状態だったんだけど。その患者さんに「クスリを全部やめる」ことを勧めたら、なんと翌日に「久しぶりに気分がスッキリして、体調もいい」という、うれしそうな声の電話があったというね。

和田　うつ病の高齢者には、抗うつ剤でセロトニンを補ってあげると劇的に改善しやすい、という印象を私は持っています。でも、人間関係や仕事で落ち込んでいる若い人に「うつ傾向があるから」って、向精神薬を長期間じゃんじゃん処方するような〝悪徳医〟も多くて困りますね。

近藤　先日、姪っ子から「老人ホームにいる90歳の父親の様子がヘン。意欲も記憶力も鈍って、いま聞いたこともすぐ忘れる。ボケたのかも？」って相談を受けたから「きっといろんなクスリを飲んでいると思う。とくに降圧剤はボケ症状が出やすい。とりあえずクスリを全部やめさせて」とアドバイスしたんです。

　すると数日して「たしかにクスリを何種類も飲んでいて、血圧のクスリもあった。全部やめさせたら父親の言動が元に戻った。血圧も上がってきた」という報告があって。姪っ子がナースに問いただしたところ、なんと最高血圧が「90」まで下がってるのに、降圧剤を飲ませていたそうです。

年とともに数値が上がっていくのは、老いに立ち向かうための必要な変化

近藤　ところで、和田さんが勤めていた浴風会ではどうでしたか？

和田　浴風会の入居者は毎年、健康診断を受けており、ほとんどが浴風会で亡くなります。そして入居者の場合は、大部分が解剖を受けます。その記録が全部残っているんです。

近藤　それは貴重な記録だなあ。

和田　そうしたデータを見比べると、少なくとも高齢者には医学常識が当てはまらないことがわかりました。

たとえば、**まともな降圧剤がなかった時代、血圧が正常でも高めでも、上が160ぐらいまでは生存曲線が変わらないんです。**

近藤　フィンランドの試験では、75〜85歳で降圧剤を飲んでない500人の経過を見たところ、いちばん長生きだったのは、最高血圧180以上の人たちだったという。

反対に、**上の血圧が140を切ると生存率が落ちている。**

和田　私が浴風会のお年寄りを診た印象でも、クスリで血圧を下げるとみんな調子が悪くなっていきましたね。

近藤　**年とともに数値が上がってくるというのは、実は老いに立ち向かうために必要な変化なんです。**

和田　それをわざわざクスリで下げるなんてね。

それでもなお、血糖値を下げるメリットがあるならいいんですが、浴風会の記録では、**血糖値が正常な人、糖尿病まではいかないけど糖尿病予備軍である境界型の人、そして糖尿病の人の生存曲線には、まったく差がなかったんです。**

近藤　**先天性の疾患や外傷、感染症を除いて、高血圧や糖尿病、高コレステロール血症などの不調は老化現象**だからね。

日本人は寿命が長いにもかかわらず、肝心の健康寿命が短い。降圧剤や血糖値を下げるクスリの薬害にその理由の一端があることは、もはや明白なんだけど。ところが、遺体には「クスリで死んだ」という目印が残らないから、がんや脳卒中などで死亡したことにされてしまう。

和田　では、クスリを飲んだほうがいいケースもありますか？

近藤　1、心筋梗塞などいのちにかかわる症状がある。2、そのクスリで明らかに健康状態が改善している。

クスリに意味があるのは、この2ケースだけだと思います。

コロナのいまこそ考えたい、医療よりも健康にとって大切なこと

和田　いま、近藤先生がおっしゃったように、**クスリよりよっぽど、食生活などの生活習慣の改善のほうが健康にいい**ですよね。

欧米のデータで、「血液中のコレステロールを低下させるスタチンで、心筋梗塞が3割減った」というのがあります。これにもウソがありそうですが……。

一方、日本は欧米より心筋梗塞がずっと少ない。つまり、肉や魚、野菜をバランスよく食べる日本型食生活のほうが、スタチンより効いているとも考えられますね。

近藤　**結核が減ったのも、脳卒中が減ったのも、牛乳、卵、肉といった動物性タンパク質をよく食べるようになって栄養状態が改善したから**でしょう。

和田　医者は「医学のおかげで人間は長生きできるようになった」なんて言いますが、ふつうに考えて、栄養学のおかげですよね。

近藤　なのに、日本の食事療法は玄米菜食みたいな「やせて体力が落ちる」ものばかり。

和田　そうですよね。「もっと栄養をとりましょう」という専門家はほとんどいなくて、みんな「食べるのをやめろ、やめろ」です。

近藤　体型なんて、少し太めぐらいがいいのにね。そもそも、欧米の人とは体格の違いがあって、先ほどもお話ししたようにアメリカ人はビア樽型の肥満が4割以上だから、「やせる」ことに意味がある。

ところが、日本人の肥満率は4%。しかも、ちょっとメタボぐらいの人が生存期間がベストなのに、食事療法になると「やっぱりやせろ」になってしまう。

和田　それが問題ですよね。国民の摂取カロリーは、戦後すぐの1947年には2000キロカロリー、1971年には2300キロカロリー近くあったのに、**いまや1900キロカロリーと戦後の食糧難時代並みまで落ちている**でしょう。

近藤　うーん、問題はなぜそうなるかということ。

端的に言えば、「やせている体型のほうが健康的なんだ」っていう人々の思い込みと、商売がからむんだね。民間療法的なことで儲けようとする医者や商売人が「食事内容を変えろ」となると、必ずやせる食事になってしまうんだなあ。

和田　女性キャスターもみんな細い。やせると知的能力が1割か2割は落ちるとも言われていますから、オトコがオンナに勝つ一番いい方法なんです（笑）。

拒食症がらみで、毎年100人もの方々が亡くなっているとされていますし。この洗脳が続くかぎり、オトコに都合のいい社会が続きます。その反面、アメリカの国民的女性司会者のオプラ・ウィンフリーなんて非常に太めですけどね。

近藤　たしかに、女性の関心を知的能力のアップより体型維持に向けさせよう、愚民化しようという意図はあるのかもしれない。

和田　さらに、日本と海外で見方がまったく違うのが「依存症」です。アルコール依存であれ、ギャンブル依存であれ、日本では「意志が弱い」と見なされますが、海外では「完全な病気」となります。

近藤　「ひとりで酒を買って、ひとりで飲むのはアル中」と見なす国もあるでしょ？

和田　ええ。この「**ひとり飲み**」**があぶない**。日本人は、「酒乱」と「アルコール依存」の区別がついていませんから。

ふだんはあまりお酒を飲まないのに、みんなで飲むと暴れるとか、あるいは突然、裸になるとか（笑）。こういう酒癖が悪いのは「アルコール乱用」で、依存症ではないんです。

近藤　「アルコール依存症」は、飲まないと手が震えたり幻覚を見たりするので、治療が必要でしょう。

和田　そのレベルまでいかない軽いものでも、自殺や肝硬変にもつながりやすいですしね。**コロナ自粛で会食できないとか、夜8時で店を追い出されて家で飲み始めると歯止めが効きにくくて、どんどん酒量が増えてしまう。**

近藤　日本は「お酒天国」でもあるからね。

和田　まさに。外国では深夜や日曜日はお酒が買えないとか、アルコール度数の高いお酒は国営の専売公社でしか買えないとか、いろいろな規制がある。

むしろ、コンビニで24時間365日お酒が買えるのは日本ぐらいで、まるで「アルコール依存になれ」と言わんばかりです。

精神科にいるからとくにそう感じるのか、とにかく「日本人だけの不思議さ」って本当に多いんですね。

私たち医師が身をもって感じた、病気と痛みとクスリの実態

近藤　では、コロナ禍、あるいはそれ以前を含めて、私たち医師は自分の病気と、ふだんどう向き合っているのか、それについても、お話ししましょう。

和田　なるほど。ただ、そもそも近藤先生は病気をしたことがあるんですか？

近藤　もちろんです。それじゃ、僕から話しますね。

元来健康で、病気なんてほとんどしたことなかったんだけど、まず1988年に「乳がんは切らなくていい」って言い始めて以来15年ぐらい、ひどい不眠症に悩まされ続けて。

和田　そうだったんですね。

近藤　それまでは8時間以上眠れる〝優等生〟だったんだけど、4〜5時間しか眠れなくなってしまい、しかも夜中に何回も目が覚めるようになってしまったわけ。

和田　それは、いろんな方面から叩かれたから？

近藤　どこからかかってこられても負けないように、準備のための勉強をするのが大変で、

ストレスが睡眠と腸を直撃したんですね。

それまでは〝バナナ便〟が出ていたのが、下痢になってしまい。いま思えば、あれは**過敏性大腸炎**だったのかな。一日に何度もトイレに通うわけですよ。

和田　病院には？

近藤　病院には一度もかかっていません。睡眠薬もこわいから飲まず、ずっとガマンしていました。

２０００年代になってようやく、睡眠時間がだんだん延びてきて。「がん論争では、これからも負けないな」っていう自信がついたことが大きいかな。そして、**いまでは睡眠8時間プラス昼寝**までしていますね。

和田　それはすばらしい。

近藤　さらに２０１５年ごろのこと。妻が病気をしたので、診療と執筆のあとで毎日、往復2時間の病院通いをすることになってね。ちょうど、いちばん寒い季節のことです。

すると、これがストレスになったのか、**帯状疱疹**が出てきた。

「なんか痛いなあ」と思って見たら、左胸の下にブツブツと赤い発疹のオビがある。歩けずに立ち止まるというほどではなかったけれど、それでも歩くたびにシャツと発疹部分が擦れて痛かった。ピリピリというか、ちょっと刺すような感じで。
ただ、このときも「患者さんの気持ちがわかるから、痛みを味わおう。自然に治るだろうし」と高をくくって病院に行かず、クスリも飲まなかったんです。
和田 それはよかった。というのも、実は私も2020年の始めごろ、帯状疱疹になったんです。私の場合は発疹が遅れて出てくるタイプで、まず表面より奥が痛くなりました。
胆嚢炎か、肝臓に炎症でもできたかと思うぐらい一日中ギューッと痛くて。**歩いても、息をしても痛かった**ですね。
その痛みを抱えながらモナコとアメリカに行かなければならなかったので、とにかく痛みのコントロールをと、工夫を重ねまして。ただ、そのときはじめてクスリの副作用のこわさを思い知りました。
近藤 強いクスリを使ったんですか?
和田 リリカっていう強い痛み止めと、いろいろ試して抗うつ剤にたどりついて、サインバルタを……。
近藤 えっ、どちらも副作用がすごいんじゃない?
和田 まさに、そうなんです。痛みはかなり治まりましたが、その代わり下半身、まあ、要するに男性機能が全然反応しなくなり、あせりました。

それでも3カ月ぐらい飲み続けた末に、**クスリをやめたら機能は戻りましたけど。**

近藤　へぇー。もとに戻ってよかったですねぇ。

効かないうえに思考力の衰えも招いた逆流性食道炎のクスリ

和田　もともと私は、痛みに弱いんです。

近藤　痛みの程度って、人によってものすごく強弱がありますよね。コロナだってウイルスは同じだけど、人それぞれ苦痛の度合いが全然違うでしょう。

和田　おっしゃるとおりです。

近藤　帯状疱疹も、はたから見たら同じ症状でも、人によって痛さはてんでバラバラ。痛みを感じる感受性が強い人と弱い人がいると思う。

ついでに言えば、僕は鈍感でね（笑）。

ただし、病気の話ついでに言ってしまうと、2年前に突然、胸がジリジリ焼けるような感じで痛くなったときはつらかった。

和田　あ、もしかして「逆流性」ですか？

近藤　そう。歩くのも「ちょっと進んでは立ち止まり」という状態で、これは**逆流性食道炎**だろうと。強酸性の胃液が食道に逆流して、胸やけや胸の痛みを引き起こすというね。

和田　逆流性食道炎の患者は、30年前の10倍ぐらいに増えているんですよね。

近藤　老化現象でもあるから。胃と食道の境目の筋肉のゆるみも一因だね。

和田　私も胃カメラを飲むと、慢性的に逆流性食道炎があるんです。ただ、まだ症状は出てないから、なにもしていないんですけど。

近藤　そのときは、あんまり痛いから「クスリはいやだけど、痛みよりはマシだろう」と思って、薬局で買ったH2ブロッカーのガスター10を飲んでみたんだけど。

ところが、これが効かない。効かないうえに思考力も衰えてきて。

和田　**H2ブロッカーは、胃酸分泌を促すのが役目のヒスタミンH2受容体への刺激をブロックしますが、これを飲むと高齢者はせん妄、つまり脳機能低下が出ます**からね。

近藤　そうそう。ボケみたいな感じになっている患者さんがいる。

それで、はやばやとクスリをやめて、しょうがないから日常生活の工夫を考えたんです。

まず歩くときは、胃のなかの食物と胃液が揺れないように、ゆっくりと、水すましみたいにツツーッと歩く（笑）。

和田 能のすり足みたいに？

近藤 それそれ。胃液が跳ね上がって食道を洗うと痛むから。

医者にかからず検査も受けずに、自分の病気と上手に付き合う

和田 先ほどおっしゃった昼寝はいい習慣だと思います。私自身も、前は夜遅くまで寝ないでいいかげんな生活をしていましたが、年をとってきたこともあって、いまはちゃんと寝るようにしているんですよ。それだけでも体調が全然違います。

近藤 **僕はもう10年近く、夜6時に寝て朝2時に起きて、犬の散歩をしてから仕事場に来て、日中に1時間ぐらいの昼寝を1回か2回するんです。**

和田 その話を聞いてわが意を得たりと思うのは、私は11時に寝て、6時ごろから仕事をします。朝が一番はかどるので。そして、昼寝は必ずとる。そうしないと午後、仕事がで

きませんから。

近藤　お互い昼寝しないともたないっていうのは、やっぱり頭の使いすぎなんだろうね。

和田　そうですね。ただ、食べたあとすぐ横になると、逆流リスクを上げそうですが。

近藤　そう。やはりふつうに寝ると痛むから、事務所のリクライニングチェアで、上半身をちょっと持ち上げて寝てみたんです。胃の内容物を下に落とすために。

和田　リクライニングチェア、なるほど。

近藤　するとラクになってね。そこで夜でも痛むときは、わざわざ事務所に来てリクライニングチェアで寝ることに。

それから胃袋の姿かたちも考えました。胃の上部のふくらみ部分であるファンダスに重力を利用して食物を落とせば、食道と胃の接合部が少し離れる。すると食べ物と胃液の混ざったものが、食道を洗わないだろうと。

和田　そうですか。

近藤　で、左わき腹を下にして寝てみたら痛まなかった。それからは食後に30分間でも、リクライニングチェアで寝るか、左を下にして横になるように心がけてね。このふたつのやり方で、とくに問題がなくなったんです。

和田　先ほどおっしゃっていた、すり足での歩き方のコツも、いろいろ発見されたんじゃないですか。

近藤　わかってきたのは、空腹時は胃になにも入ってないから歩いても大丈夫。ところが、出かける前にちょっとサンドイッチでもつまんだりすると、どうも痛みが出てきたりするわけ。

和田　胃液が出てきて？

近藤　胃袋のなかで消化するために胃の出口が閉じて、胃液と食べ物が封じ込められる。そのとき、ちょっとだけ食べたのでは胃袋があまりふくらまないから、胃液が食道の出口に近づいて、接触しやすいんだろう、というのが僕の分析。いまも出かける前の2時間は、なにも食べないことにしています。

和田　なるほど。

近藤　とにかくこの間、内視鏡検査とかいっさい受けてない。**医者に行っても、内視鏡検査をされたうえに「逆流性食道炎がありますね」とか、しょうもないことしか言わない**だろうと思って。

和田　たしかに。しょうもないことを言って、強制的にクスリを出してきますからね。

近藤　ガスター10よりさらに強い、プロトンポンプインヒビターのタケキャブとか、とんでもないクスリをね。

ともあれ僕の場合は医者にかからずに、逆流性食道炎はよくなったんだけど……。

和田　ほかにご不便が？

近藤　そういえば、この2年間、胃液がタッポンタッポンしないようにソロリソロリと歩いてきた後遺症で、脚の筋肉が落ちてしまってね。僕は昔から歩くスピードが速かったのに、女性たちにどんどん追い越されるようになった。

とくに、外来のある渋谷を歩いている通勤女性って、歩くのが速いんですよ（笑）。

和田　これはいかんと。

近藤　くやしいから（笑）。

お腹の状態もかなりよくなったから、筋トレや自己流のスクワットを始めたり、大股で歩くようにしたり、キャッチアップ、回復トレーニングに励んでいる最中なんです。

1日3回、椅子から立ち上がるだけでいい「近藤流スクワット教室」

近藤　ただね、話はここで終わりではないんです。最近、僕の妻が先ほどお話に出たフレイルになってしまったんですよ。コロナのせいってわけではないんだけど。

和田　奥様はひとつ年上でしたね。

近藤　ええ。前は勤務医で、働いてるときはなんの問題もなかったんだけど、ここ5〜6年は家にいるんですね。

　それで最近、平場で転んだりしたから「これはマズイ！」と思い指導を始めて、ふたりでスクワットを毎日続けています。

和田　私もしばらく、手を前に伸ばして腰を深く落とす、しっかりとしたスクワットをやっていました。

近藤　これはひとりでやるのと、だれか相手がいるのとではやり方が違って。**基本的には、最初は「椅子に座って立ち上がる」。これだけでいいんです。**

和田　へえ、そこから始めるんですね。

近藤　そう。ただ、とくに**高齢者は慣れるまでは難しいかもしれないから、テーブルに手をついてもいい**。かなり手の力を使うことにもなりますから。

いきなり10回は厳しいと思うから、3回くらいから始めてもいいでしょう。ただし、少しずつでいいから回数を増やしていくこと。昨日3回なら今日は4回、次の日は5回っていう感じで。

どこまでが限界かはその人次第だと思うけど、とりあえず10回までやったら、ひと段落でいいんじゃないかな。

和田　毎日、近藤流スクワット教室ということですね。

近藤　まさにそうです。そのぐらいまでは**毎日休まずにやって、そのあとは、できたら10回を1日2セットずつやる**ようにします。朝晩1セットでもいいし、同時に2セットやってもいいし。

これは続けないと意味がないんでね。ただ、無理したってしょうがないから、ゆっくりやっています。

和田　ふたりでやるときは、差し向かいがいいですか？

近藤　うちでは、僕がいつも必ず彼女の前に立ってね。最初は椅子に座らせて、両手を出させて、握手するような格好になって支えながら「自分で立って」というように、やっているんです。

それができるようになったら、今度は椅子をはずして、さっき和田さんがおっしゃったみたいに、腰をしっかり落とさせる。ひとりでやるなら、この段階でも前に机があったほうが安全でしょうね。

1日30分の歩行習慣で、血糖値を下げるクスリいらずに

近藤　それにしても和田さんも、いろいろと持病を抱えておられるよね。

和田　この対談の冒頭で触れた心不全も、苦しいんですよ。先日、飛行機から降りたとたん、のどから「ヒューヒュー」という喘鳴《ぜんめい》が聞こえたので、気圧の変化のせいかなと思ったんですが、しばらく落ち着かない。

私はタバコは吸いませんが、父が肺気腫で亡くなったので、その初期も疑いました。た

また行った先に知り合いの病院があったので救急でそこに行き、事なきを得ましたが。

近藤 クスリを飲んでいるんですか？

和田 そうです。心不全の治療として最も一般的な方法である利尿剤を飲まされています。たしかに喘鳴もとれたし、水分が体から抜けて、心臓の負担は減っている気がしますが、それが**効きすぎてトイレが異様に近くなってしまいました。20分とか30分に1回、ガマンできなくなるんです。**

近藤 それは大変だ。

和田 家のなかならいいんですが、移動中が困る。ふだんは自分の車で動くんですが、コロナのせいで、コンビニのトイレが使えないじゃないですか。

近藤 ああ、なるほど。それはつらいね。

和田 いつも、漏らす心配をしていなきゃいけない。ものすごくつらいですよ。

たとえば、けさは朝4時から20分おきにトイレに行っていますが、1回の尿の量がいままでより少ないんです。急に前立腺肥大ってことはないだろうから、膀胱炎《ぼうこうえん》なのかなと。

そこで、もし膀胱炎だったら、抗生剤は飲んだほうがいいでしょうか？

近藤 本当に膀胱炎だったら、すごい痛みがくるからね。トイレが近くなる程度なら、過活動性膀胱かもしれない。

和田　たしかに。それも考えられますね。

近藤　前にうかがった糖尿病のほうは、いいんですか？

和田　糖尿病は、よくはありませんが、**私の考えでは、過去1～2カ月の血糖値を反映するヘモグロビンA1cの値が8までは大丈夫**と信じているので。

近藤　そうですね。**クスリでの治療の目標値は6以下だけど、7～9ぐらいのほうが死亡率は低いことがわかっている**から。

和田　それを考えたら、僕の場合は8以下なので、まあいいかなと。

近藤　クスリを飲まずにやっているということ？

和田　血糖値を下げるクスリは飲んでいません。

近藤　よく維持できていますね。

和田　この2年、1日最低30分は歩くことにしてまして。2年前までは、自分の車で動くうえにタクシーも好きで、まったく歩かなかったんです。

近藤　それで、ずいぶん違うもの？

和田　全然違いますね。やっぱり、体がサインをくれるんだなと思いました。

リハビリで大切なのは、涙がちょっと出るくらいの刺激

和田　しかも、もうひとつ不調がありまして。半年ほど前に五十肩になって、これが予想外に痛かったんです。

ただ、先ほど言ったように痛み止めのリリカと抗うつ剤のサインバルタの組み合わせで調子が悪くなったでしょ。だから、それはやめようと。

近藤　でも、クスリは飲んだと。

和田　結果的に、整形外科の医師に言われたとおりのクスリを飲んでいました。でも、今回の対談の前に近藤先生のコロナとワクチンの本を読んで、やめようと（笑）。「クスリをやめたら、またぶり返すよなあ」と思うぐらいイヤな痛みだったんですけど、6カ月ぶりにやめてみたら痛みが戻らないから、ホッとしています。

近藤　腕を上げると痛い？

和田　以前はちょっと上げても痛かったんですけど、いまは、もとに戻りました。

近藤　僕も、20年ぐらい前から最近まで何回か、五十肩を経験しています。だけどクスリはイヤだから、まったく飲まずにリハビリだけ。

　コツは、痛いけれども、それに逆らって肩を動かすこと。僕は、患者さんにも言うんです。たとえば、乳がんの手術をすると、よく手が上がらなくなる。

和田　ああ、わきの下のリンパ節を取ったりするとですね。

近藤　そうです。ところが外科医は手術したら、たいていやりっぱなし。それで「腕が動かなくなった」と、僕のところに相談に来る人がいるから、こう言うんです。

「リハビリやってますか?」

「はい、やっています」

「それで痛いというのは、動かし方が足りないんだ。**痛くないリハビリを100年やっても戻らないよ。涙が全部で10ミリリットルたまるぐらいきちんとやれば、1カ月でもとに戻るから**」

　こういう、ちょっと厳しい指導をしています。

和田　私の五十肩は右腕でしたから、痛み止めがないとキーボードすら打てません。そこで、痛み止めを飲みつつ、つらいと思いながらも動かしてたら、勝手に治った感じです。

ただ、いまもパソコンに向かう時間が異様に長い日は、肩が痛むこともあります。

近藤　五十肩の原因は、結局よくわからない。整形医が診たところで、肩を切り開くわけにはいかないから。

たとえ「1日1万歩」歩いても、ゆっくり歩きではほとんど効果なし

和田　ただ私は幸いにして、いまだに歩くのだけは速いんです。それから持久力はあるみたいで、学生のころから短距離はクラスでビリでしたが、5キロマラソンとかですと5本の指に入るくらいでした。

私がまさにそうですが、大阪の人間というのは歩くのが速い。せっかちなだけかもしれませんが（笑）。さらに持久力のおかげで、いまでも長く歩いても平気ですね。

近藤　じゃあ、散歩もけっこう早足で？

和田　早足ですね。でも、歩くだけではなかなか血糖値が下がらないから、先ほど言ったようにスクワットをやってみたら、下がったんですよ。

やっぱりスクワットって、太ももの筋肉を使うでしょう。歩くときの筋肉とは使い方が違うんですよね。

近藤　**歩いても、筋肉はほとんど太らない**からね。

和田　そう。その点、スクワットは筋肉が太る。やっぱり筋肉がいちばん糖分を使ってくれるようですね。

ただ私の場合は筋肉痛に耐えられなくてスクワットをやめて、歩くことでなんとか維持しています。

近藤　大事なことだから言っておくと、**よく健康のためには「1日1万歩」って言われていますが、ゆっくりたくさん歩いてもあんまり役に立たない**んだよね。

和田　ええ。ところどころに早足を取り入れる歩き方が注目されていますね。

近藤　和田さんの体は早足に救われていると思う。

それから筋肉が痛くなることについては、スクワットをまじめにやると必ず痛くなります。ですが、そこでスパッとやめないでほしい。休んでもいいから、続けることが大事だからね。

和田　たしかに。私の場合は、スクワットの痛みはなんとか大丈夫だったんだけど、やはり五十肩で手を上げられなくなったのが大きかったですね。

近藤　世の中にはヤケドの痛みとかがんの痛みとかいろいろあるけど、「**筋肉の痛みはいちばん心地いい痛み**」と言われているから、エンジョイしたほうがいいの。

和田　五十肩のリハビリは、痛すぎでしたが（笑）。

がんのリスクを高めることもある、危険すぎるサプリメントの真実

近藤　それにしても、**ちまたの健康常識もウソだらけ。その最たるものが「温活」**ですね。

和田　日本人は、お風呂でよく死ぬんですよね。年間2万人近くでしたっけ。

近藤　そう、交通事故死の5倍。

熱いお湯につかって体温を上げれば、免疫力が活性化してがんも死滅させられる……、なんて、まるっきりデタラメなのにね。体温が上がるとたしかに、白血球などの免疫細胞の働きはよくなりますが。

和田　それは体内に侵入したウイルスや細菌をやっつけるための緊急発動ですよね。

近藤　そう、体にとって好ましい状態ではまったくない。

アメリカのハーバード大学系列の病院のデータでは、**外来患者の体温が0・15℃上がるごとに、1年後の死亡率が8・4%ずつ上がっています。**

サプリメントも、お金のムダだけならまだいいけど、むしろ危険ですらあってね。ビタミンやミネラルなどの微量栄養素はその名のとおり、ごく微量で充分なんです。

和田　ところがサプリには「レモン70個分のビタミンC」とか「牛乳4本分のカルシウム」とか、自然ではありえない量が凝縮されていますよね。

近藤　ありえない量は当然、体に負担となる。実際、**カルシウムをとりすぎると前立腺がんのリスクが、やや高まるというデータも出ています。**

食物繊維もドリンク類にもよく入っているけど、1日10グラムまでなら大腸がんの発生率を下げる可能性がある。ところが、それ以上とっても効果は変わらないことがわかっていてね。

日本人は食物繊維を1日平均14グラムとっているから、わざわざサプリで摂取しなくても、ほとんどの人が足りているんです。

人間の老化は体力や知力より、まず感情から始まる！

和田　老化予防っていうと体の運動ばかり考えやすいけど、感情もまめに動かす心がけが大事ですよね。精神的に刺激を受けるのが面倒になると体を動かさず、頭も使わなくなって、悪循環ですから。

近藤　いま、コロナ自粛の副作用のことも、よく話題になっているけど。

和田　とりわけ高齢者はコロナ禍の1年半、家に引きこもっていた人がすごく多いですからね。ワクチン接種後に外出したら「歩いてもすぐ疲れる」「階段が上れない」「趣味の集まりが楽しいと思えない」といった感じで。

この先、要介護になったりボケたりする人が続出しそうで、イヤですね。

近藤　外来では、どういうアドバイスをしていますか。

和田　感情と意欲は、知的好奇心でかなり測れます。

私はこんな感じのことを聞いています。

「先月、本を何冊読んだか思い返してください。映画でもかまいません。40代、50代の現役時代、そして数年前と比べて減っていませんか？」

「家に配達される新聞以外に、雑誌や新聞を買うことはありますか？」

「ワクチン接種後、旅行や外食はしたいですか？」

「趣味を再開したいですか？　やりたいことを思い出してみてください」というように。

体力面としては、「近所のスーパーに買い物に行って足取りが重かったり、疲れを感じるようになっていたら、気をつけて運動を心がけてください」って。

実は、**人間の老化は体力や知力より、まず感情から始まる**んですよね。脳の動脈硬化が進むと自発性が低下します。そして、意欲や理性をつかさどる脳の前頭葉が縮むと、心も「枯れて」いくんです。

近藤　先ほどもお話ししたように60代や70代なのに、無表情で反応の鈍い患者さんって、けっこういるからね。

和田　年齢を重ねていくごとにホルモンバランスも崩れて、認知機能が落ちていきやすいですし。

近藤　それに「使わないことによる衰え」が年々早まっていく一方、回復は遅くなるということもあるでしょ。

和田　ただ逆に言えば、人間はいくら年をとっても、心と体を使い続けることで若さを維持することができます。ただし、「**健康のため**」**と称する無理なダイエットや節制は、老化のスピードを早めます。消極的になりがちな**「**ガマン**」**の生活を送ってはダメ**なんです。

さらに、人生の最後を迎える際に恐れられているのが認知症です。これに関して結論じみたことを先に言ってしまうと、実は**私は認知症って、ある意味いい病気だと思っているんです。本人はけっこう幸せで、ニコニコしていることが多いですから。**

ただ、当然仕事上、ご家族と話をすることが多いのですが、その反応は真逆。「これもできなくなった、あれもできなくなった」というように、周りがあわててしまうんです。本人はまったく気にしてないのに……。

私は「ほら、会話も通じているし、できることがこんなに残っているんだから、そうしたできることのほうを見てください」って言うんですが。

近藤　アルツハイマーの場合は、回復することは望めないからね。

和田　そう。単なる老化なら記憶力が戻ることもありますけれど、アルツハイマーの場合はね。トレーニングではどうにもできませんから。

ただ、記憶力はダメでも会話とか理解力はまだまだ大丈夫だという時期が、思いのほか長く続くんですね。

近藤　だからダメになったことをけなすよりも、まだできることをほめないといけないということだね。

和田　おっしゃるとおりです。

取り乱さず立派にこの世を去った、若いがん患者たちから学んだこと

近藤　それにしても、今回のコロナ騒ぎでよくわかったのは、高齢者が死を極端に恐れているということ。

日本のコロナによるとされる死者の数は、一貫して欧米よりはるかに少ないのに、達観していてもおかしくない年齢の人たちまでが、いろんなところで「死にたくない！」って叫んでいるでしょう。

和田　たしかに、こわがりすぎだと思う面もあります。高齢者は「テレビだけが情報源」

という人が多いので、不安を煽られっぱなしにもなりやすいし。

近藤 語弊があるかもしれないけど、厳しく言えば、それこそ「ちょっとボケてるんじゃないの。高齢者こそしっかりしなければいけないでしょうに」と思うんです。

和田 60代から前頭葉が目に見えて萎縮して、感情のコントロール能力が少しずつ落ちていくので、「ちょっとボケてる」というのは当たっていると思います。

ただ、人はだれでも死ぬのがこわくて、高齢になれば達観するかというと、逆かもしれないと私は感じています。死に近づいていると思うと、若いころよりも不安や恐怖が強くなるのではないかと。

近藤 医者になって10年から15年ぐらいのあいだ、僕は若い患者をずいぶん診ました。

和田 若いっていうと、何歳ぐらいですか？

近藤 10代から30代がいちばん多かったかな。

放射線もしくは抗がん剤で、従来の3倍ぐらいに悪性リンパ腫の生存率を上げることができました。ただ、人によっては、やっぱり再発したりすることもあってね。また、抗がん剤や放射線の副作用で死ぬ人も出てきます。

当時は緩和ケア病棟なんてないから全部、自分の病棟で診ていました。

和田　何カ月でも入院していられた時代ですからね。

近藤　そう。治らない患者は亡くなるまでずっと。ところが、みんな死に際が立派でね。「死にたくない」なんて取り乱す人は、ひとりもいなかった。

和田　へえ、そうなんですか。

近藤　「再発したら、これはもう治らない、どうしようもないことは叫んでもしょうがない」という気持ちだったのかな。

若い人たちがそうやって立派に亡くなっていくのを見て、自分がやった治療への反省は別にして、「僕も見習おう。**将来なんらかの病気で亡くなるときに、死にたくないなどというグチは言わないで、運命を甘受しよう**」という気持ちにさせられたんです。

そして、その気持ちはいまでも変わりません。

和田　それは自分の体験からもわかります。

私がはじめて糖尿病と診断されたとき、血糖値が急に660まで上がりました。正常値は80～99㎎／dlで、126以上だと糖尿病を疑われますよね。しかも、それに加えて体重が1カ月で5キロも減っていたんです。

それで、周りから「すい臓がんの可能性があるから、ちゃんと検査をしろ」と言われて。

近藤　急にそこまで血糖値が上がるとね。

和田　当時いろいろあって、気持ちが悲観的になっていたから「そうか。きっとすい臓がんが見つかるんだろう。そうなったら、もう運命として受け入れよう」と思ったんです。

そのとき近藤先生の理論を思い出しました。

近藤　前の対談本、『やってはいけない健康診断』（SBクリエイティブ）のころですね。

和田　そうです。そのとき思ったのは、もしすい臓がんの治療に入ったら、残りの2年はなんにもできないだろう。

反対に治療しなければ、2年間のうち、最後の2カ月ぐらいを除けば、書きものだとか、映画を撮ったりできる。死ぬことを隠してやれるだけやろうと。

近藤　幸いがんじゃなかったと、ラジオ番組でご一緒したときおっしゃっていましたね。

和田　ええ。ありがたいことに、あれから3年半たっても生きています。

80代の人は皆「がん患者」にもかかわらず、なぜ、その8割はがん以外で亡くなるのか?

近藤　ここ数年「老衰死」が国民の死因の第3位に上がってきています。

和田　**「よけいな治療はしないほうがいい」っていう意識が、徐々にではあるけれど高まってきているんだと思いますね。**

近藤　高齢者に関しては、そういった変化を僕も外来で感じています。**2017年に国立がん研究センターが「75歳以上では抗がん剤の延命効果がない」と発表**したのも、大きかったのかもしれない。

和田　少なくとも高齢者の場合は、ボケている人が多いこともあって、家族から「がんの治療を受けさせていいのでしょうか?」って聞かれることが多いですね。

近藤　高齢化の問題はたしかにあります。
　いま、がんになるような70代、80代の人たちって、当然、10年前、20年前は50代、60代だったわけです。そのころは本人も家族も、治療する気マンマンだったと思う。

けれども、実際に70代、80代になって「治療を受けたいか」っていうとね。直感的に「ちょっと、どうだろう?」と思う人が多くなっているんじゃないかな。

和田　仮に胃がんを除去して「手術がうまくいった」と言われる人でも、ガリガリにやせて、元気がなくなるのを間近で見てきている人もいますからね。「あの人、手術したらやつれちゃったね、歩けなくなったし」というのを見ているから、尊厳死的な発想の延長として高齢者に対して「手術は受けさせたくない」と考える家族の方は増えていると思います。

近藤　25年も前に出した『患者よ、がんと闘うな』でもすでに説明したんだけど、もともと80代、90代になると、肺炎や、あるいは脳や心臓の血管関係で死ぬ人が増えてきて、がんで死ぬ人の数を追い抜いていたんです。

和田　たしかに、85歳以上の方のご遺体を解剖すると、がんのない人はいませんが、一方で死因として「がん」と言われる人は2割ぐらいしかいません。

つまり、**80代以上の人は皆「がん患者」なのにもかかわらず、そのうちの8割はがん以外の死因で亡くなっている**ことになります。

近藤　治療をしていたら「がん死」がずっとトップのはずなんだけど、80歳を過ぎると治

後期高齢者の死因トップはガンではない

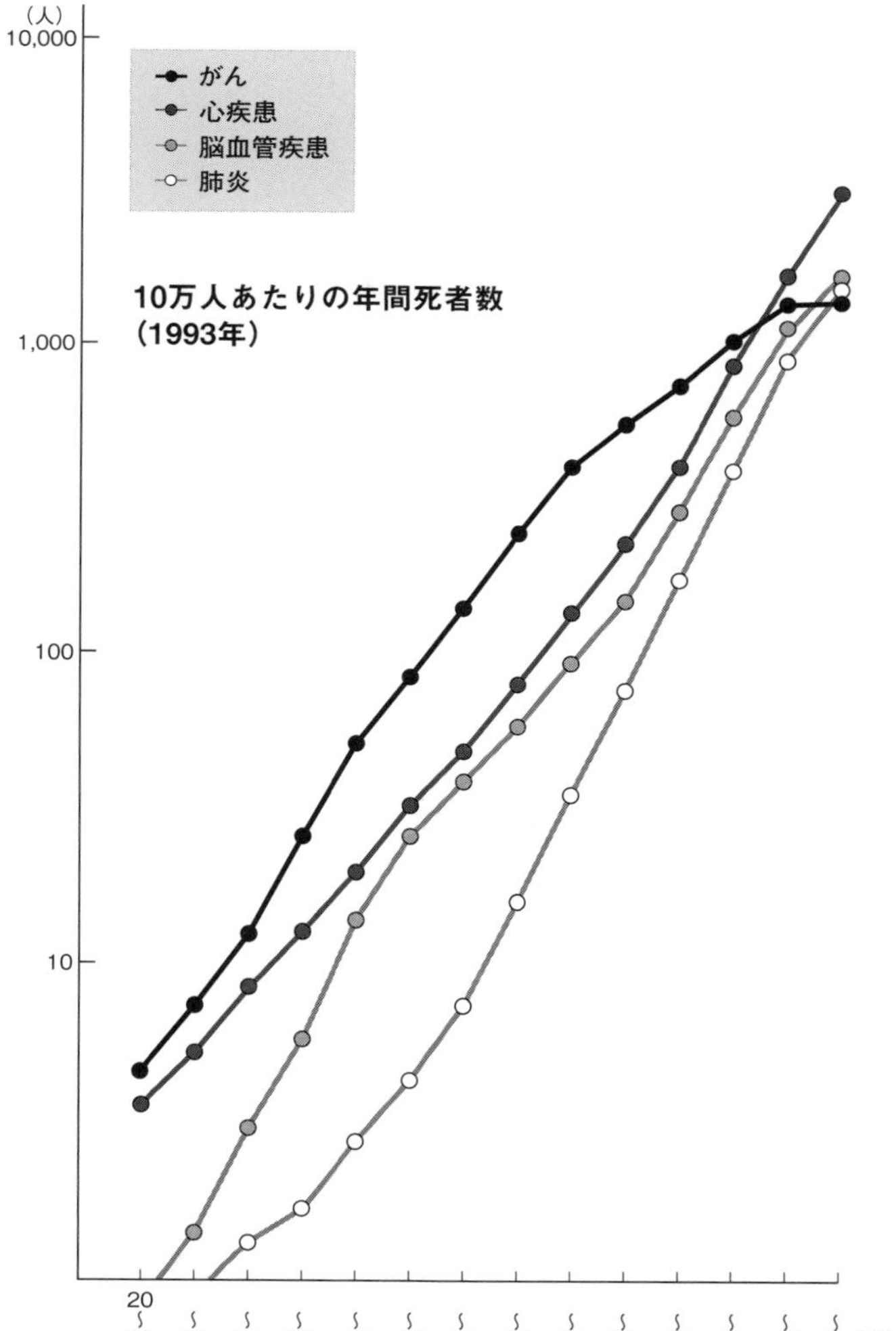

出典：近藤著『患者よ、がんと闘うな』

療する人が減るから逆に長生きして、ほかの病気で死ぬ人が増えるんでしょう。

でもそうなると、「がん治療ワールド」はマズイのね。

和田　高齢者がいちばんのお得意様ですから。

近藤　そう。膨大ながん人口は、高齢者の割合のほうがずっと多い。

それで、昔だったら70歳を超えたらやらなかったような手術を、いまや80代、90代の患者にも強く勧めたりしているわけです。

和田　ただ、ポックリ死にたいっていうのが、みんなの願いですよね。

近藤　「とにかく苦しまずに死にたい」「どうしたら、ポックリあの世に行けますか？」と患者さんに聞かれるたびに、僕は「**なるべく病院に行かないこと。検査も受けないこと**」と答えている。

和田　70代をアクティブに過ごすと健康寿命が延びる。これはたしかなことですが、そのあとも「寝たきり要介護」にならないのか、あるいは、要介護になる時期がうしろにずれるだけなのか、それとも「ポックリ」に近くなれるのかは、正直よくわからないところではあります。

ただ、いろいろな方の訃報を見ていると「この人、しばらく見ないと思ってたら亡くなってたんだ」という人と、「つい最近まで元気だった」っていう人に分かれます。比べてみると、80代でも現役で政治家でした、お店で働いていました、といったような人のほうが、亡くなる直前まで元気でいられる率が高い感じはしますね。

「コロナ後遺症」から肩こり、ムチ打ち症まで、あまりにも多い日本特有の謎の病気

和田　さてもう一度、最後にコロナの問題点と生き方について戻りましょう。

前にも話が出たように、マスクやワクチンを他人に強要する、いわゆる「同調圧力」は本当に日本の大きな問題だと思います。

和田　ただそれと同じか、それ以上にマズイのは、感染者のほうが圧倒的に少ないのに、「人を見たら感染者と思え」みたいになって、マスクをしてない人に腹を立てたりしていることです。**接触した人がたまたま感染者でも、それは運が悪かっただけ**なんだから。

近藤　まず「新型コロナをこわがるかどうか」の問題が先にあって。

和田　それはそうですね。

近藤　僕はこわくない。**万一、重症化することがあっても、それは交通事故と一緒です。人と接触しないで無菌状態を続けて、体の抵抗力が衰えるほうがよっぽどこわいです。**

和田　人間ってもうちょっと、運命を受け入れていいと思うんですが……。

先ほど話にも出たように、日本では風呂で死ぬ人が年間、推定2万人ほどいるわけですよ。じゃあ、風呂でいっぱい人が死んでいるから、入浴は禁止してシャワーだけにするのか（笑）。あるいは祭で死ぬ人がいるから、祭を禁止にするのか。そんなバカな話はありませんよ。

死ぬかもしれないけど、ゆっくり湯船につかりたいという想いのほうが、はるかに大事だと私は思います。

加えて、いわゆる「ロング・コビット」、つまりコロナによる体や脳への長期的な後遺症についても、いろいろ取りざたされていますよね。

近藤　ここにも、実は〝ダブルスタンダード〟がひそんでいてね。**ワクチン接種後の死亡を因果関係不明と言い張るなら、後遺症も因果関係不明と言わないとおかしいでしょ？**

たしかに、コロナ肺炎に引き続く「呼吸苦」や「せき」などは、後遺症と考えていいでしょう。「脱毛」のような物理的変化も、後遺症の可能性が高い。

ところが、これに対し「だるさ」とか「よく眠れない」など主観的な訴えは、本当に後遺症かどうか疑問が出てくる。

かつて、「湾岸戦争症候群」というのが問題になったことがあったでしょ?

和田 ああ、1990年代ですね。

近藤 湾岸戦争からアメリカに帰ってきた兵士たちが、口々に「疲れやすさ」や「記憶障害」なんかを訴えて。実は、この原因について「ワクチンの打ちすぎ」という説があった。派遣する前にありったけのワクチンを打つから。

ただ訴えが主観的だから、本当に症候群として認めていいかわからない。

和田 たしかに、すべては複合要因なわけですからね。今回のコロナ騒動の場合、高齢者が多く死んでいますが、そもそも**「本当にコロナだけが原因なのか」ということもわからない**ですし。

近藤 後遺症があるって聞くと、自分にもある気がしてきたりね。

和田 **「ムチ打ち症」という症状は日本にしかない**と言われています。頸椎《けいつい》や脊髄《せきずい》にまったく異常がないのに、違和感を訴える人が多いという。

近藤　「肩こり」も日本にしかないって言われているしね。

和田　心の後遺症も、阪神・淡路大震災や地下的サリン事件でPTSD（心的外傷後ストレス障害）が大きく報じられたら、東日本大震災後、被災者のうち1割とか2割の人がPTSDを訴えたんです。

それが本当なら、第2次世界大戦から帰還した日本兵なんて、ほとんどがPTSDになっていたはずです。

近藤　「適応障害」とか、次々に新しい病名も発表されるしね。

和田　「新型うつ」もそうですが、日本人はとくにいろいろな病気に対して、脅されたり、みんなが「そうだ、病気だ」と大合唱すると、「私も、そうなのかも」って思い込む傾向があると思います。

ナントカ症候群が、こんなに多い国なんてないですよ。そんな、ワケがわからない〝病気〟と死ぬまで付き合うなんてイヤですよね。

治療やクスリで病気から逃げるより、死を受け入れて元気に生きるほうが大事

近藤　大事なことだから繰り返し言うけど、病気と言われても、なるべくクスリを飲まないことが重要。

生活習慣病で飲んでいるクスリで免疫機能を落として、かえってコロナが重症化する可能性も十分ある。

高血圧が問題になるけど、高齢者の7割、8割がなるわけだから、自然の現象だといえるわけで、それを病気だ、生活習慣病だって騒ぐほうがおかしい。

和田　常識的に考えて、血圧であれ血糖値であれ、クスリかなにかで無理やり下げると、人間の活力みたいなものも下がっちゃいますよね。

先ほども言ったように、私なんか病気のデパートみたいな人間で、血圧は最高220、血糖値は660もあったから、一時的にクスリを飲んだけど、明らかに元気に悪影響がありました。軽い心不全が起きて飲まされている利尿剤は、思ったほど元気には悪影響がな

いんですけどね。

しかし、こんなにおしっこが近いと「クスリってこわいな。体に異常なことが起きてるな」と思いますよ、正直なところ。ホントに20分ぐらいで尿意をもよおします。クスリを飲みだす以前は、糖尿病でも1時間ほどもっていたので、トイレを探すことくらいはできたんですが。

近藤　突発的に出ちゃうとね。

和田　そう。やっぱり、この4~5年でものすごく「クスリはこわいな」って感じています。その前は検査をしなかったし、体も平気だったから深く意識しませんでしたが。

近藤　人として尊厳を保って死にたいと考えるのなら、まずは、自分の「理想の死に方」について、具体的に考えるところから始めなければならないでしょう。

野生動物は、年をとって体が弱ってくるとだんだん食べなくなって、最後は身を隠してひっそり息絶える。一方、人間は治療するから、長く苦しんで死ななきゃいけないんだというのが、僕の基本的な考えです。

和田　浴風会で穏やかに旅立った方たちを思い出しても、そのとおりですね。

近藤　がんで死ぬのは自然でラクだけど、がん治療でボロボロになって死ぬのは、不自然でとても苦しい。

また、**無理な治療をして残された大切な時間を「病人」で過ごすよりも、死を受け入れることができれば、もっとずっと有意義に残りの人生を送ることができます。**

和田　「人間らしく」という点では、たとえばワクチンを打たれて死ぬほうが、コロナにかかって死ぬよりも、人間らしくない気がします。

近藤　僕は慶應病院時代からいままでずっと、マスクをして来る患者さんに「マスクは取ってください」って言ってきたんです。

理由は「ちゃんと顔色や表情を見て話したいし、いろいろなウイルスをもらって抵抗力をつけるのが趣味だから」って伝えています（笑）。

和田　人間らしく生きて抵抗力をつけたほうがいいというのは、近藤先生のお話を聞いて痛感しました。

いろいろなものから逃げて生きるより、逃げなくてもそれほどひどい目にあわないように元気になるほうが大切だということも。

近藤　僕のいちばん言いたいことを、上手にまとめてくださってどうもありがとう。

あとがき

和田秀樹

本書を読んでいろいろなことを知った、気づいたという人は、多くいらっしゃることでしょう。

かくいう私自身も気づかされたことが多く、非常に勉強になりました。

なによりも痛感したのは、医者である私が患者さんのためだけでなく、自分自身のために勉強を続けていかないといけないということです。

毎日のようにメールのやり取りをして近藤先生の勉強量に驚かされたわけですが、これまでの自分が自分の受ける医療に無自覚すぎたことを反省することになりました。

たしかに、私は長年、高齢者専門の精神科医として臨床を行うなかで、自らの臨床経験や、本書でもたびたび紹介した浴風会病院時代のさまざまな知見などを通じて、高齢者医療に疑問を持ち続け、勉強をある程度重ねることで、高齢者に対する医療のあり方に疑問を投げかけ続けてきましたし、「検査値至上主義」や「臓器別診療の弊害」を25年くらい前から訴え続けています。

しかし、自分のこととなると無頓着で、痛みがつらいとすぐに鎮痛剤を飲み、なにも考えずにインフルエンザのワクチンを打ち続けてきました。

今回も副反応がひどいとか、ある程度死者が出ているということを知ってはいたのですが、ひどい副反応が出ても、最悪、死ということになっても運が悪かったと思えばいいということにして、それよりはさっさと動ける自由が欲しいということに飛びつき（これは裏切られることになっているのですが）ワクチンを2回打ちました。

今回、勉強するうちに、コロナにかかってもそれなりに助かる方法があることも知りましたし、逆にワクチンで死ぬという場合は逃げようがないということを思い知らされたわけですが、そういう情報はなるべく多くの人に共有してもらったほうがいいと思います。

医者に悪気があるかどうかは別として、日本の場合、不勉強な医者が多いのはたしかです。コレステロール値を下げろなど、明らかに体に悪いことを押しつけてきたわけですし、がん治療にしても同様であることは近藤先生が主張してきたとおりです。

ワクチンにしても、患者さんが勉強しないと医者の言うまま危険にさらされます。

本書は、近藤先生（私も少し）の勉強の成果をわかりやすい形で知ることができるので、とてもいい本だと自負しています。少なくとも、情報源のひとつにする価値は絶対にあります。

もうひとつ考えたのは、感染症の時代、超高齢社会をどう生きるかということです。

仮にコロナ禍が落ち着いたとしても、なんらかの感染症が流行り、同じくらいの命を奪うということはざらに起こるでしょう。

その際に、いつもいつも自粛という生き方を選ぶと、生きていることの価値や喜びがどんどん奪われます。

このくらいの死亡率ならインフルエンザ並みの対策でいいや、と思えるかどうかが問われるのです。

私は、「寝たきりや認知症になってまで生きていたくない」という考え方には賛同できかねるところがあるのですが、寝たきりになっていないのに、好きなところに行けない、人と会って話や会食もできないというのは、どうしても納得できません。

対談でもお話ししたように、85歳を過ぎれば、だれもが「ウィズアルツハイマー」「ウイズがん」なのです。

そのうえで、どれだけ人生を充実させるかを、やはり考えるべきではないでしょうか。少なくとも政府や感染症学者の言うとおりに自粛暮らしを続けていると、3年後から5年後くらいに歩けなくなったり、ボケたりする高齢者が大量に生まれるはずです。

どちらを選ぶか、ぜひ考えてほしいと思います。

コロナを恐れすぎて損をしたが、取り返しのつかないことにならないための情報源に本書がなれば、著者として幸甚この上ありません。

末筆になりますが、私のこれからの医療に多くの示唆を与えてくださった近藤誠先生、編集の労を取ってくださった大森勇輝さん、日高あつ子さんに、この場を借りて深謝いたします。

2021年9月

近藤誠（こんどう・まこと）
1948年、東京都生まれ。医師。「近藤誠がん研究所」所長。73年、慶應義塾大学医学部卒業後、同医学部放射線科に入局、79〜80年、米国へ留学。83年から、同放射線科講師を務める。96年に刊行した『患者よ、がんと闘うな』（文藝春秋）で抗がん剤の副作用問題を初めて指摘し、医療の常識を変える。2012年、第60回菊池寛賞を受賞。13年、東京・渋谷に「近藤誠がん研究所・セカンドオピニオン外来」を開設。14年、慶応義塾大学を定年退職。ミリオンセラーとなった『医者に殺されない47の心得』（アスコム）ほか、『新型コロナとワクチンのひみつ』（ビジネス社）、『新型コロナワクチン 副作用が出る人、出ない人』（小学館）、『がんの逆襲』（エクスナレッジ）、『最高の死に方』（宝島社）、『やってはいけない健康診断』（SB新書、和田秀樹氏共著）など著書多数。

和田秀樹（わだ・ひでき）
1960年、大阪府生まれ。東京大学医学部卒。精神科医。東京大学医学部附属病院精神神経科助手、米国カール・メニンガー精神医学学校国際フェロー、浴風会病院神経科医師を経て、現在、「和田秀樹こころと体のクリニック」院長、国際医療福祉大学大学院教授、川崎幸病院精神科顧問。高齢者専門の精神科医として、30年以上にわたって、高齢者医療の現場に携わっている。『コロナの副作用！』（ビジネス社）、『70歳が老化の分かれ道』（詩想社）、『ストレスの９割は「脳の錯覚」』（青春出版社）、『60代から心と体がラクになる生き方』（朝日新聞出版）、『老後は要領』（幻冬舎）など著書多数。

編集協力：日高あつ子
帯写真（和田秀樹）：佐藤雄治

コロナのウソとワクチンの真実

2021年10月14日　第１刷発行
2021年11月１日　第２刷発行

著　者　近藤誠　和田秀樹
発行者　唐津　隆
発行所　株式会社ビジネス社
〒162-0805　東京都新宿区矢来町114番地 神楽坂高橋ビル5階
電話　03(5227)1602　FAX　03(5227)1603
URL　http://www.business-sha.co.jp

〈カバーデザイン〉大谷昌稔　〈本文組版〉エムアンドケイ 茂呂田剛
〈印刷・製本〉半七写真印刷工業株式会社
〈編集担当〉大森勇輝　〈営業担当〉山口健志

ISBN978-4-8284-2333-3

ビジネス社の本

これから怖い コロナの副作用！

定価1540円（税込）
ISBN978-4-8284-2310-4

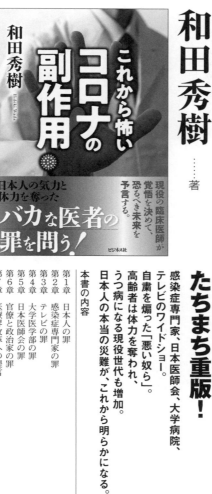

和田秀樹……著

たちまち重版！

感染症専門家、日本医師会、大学病院、
テレビのワイドショー。
自粛を煽った「悪い奴ら」。
高齢者は体力を奪われ、
うつ病になる現役世代も増加。
日本人の本当の災難が、これから明らかになる。

本書の内容

ビジネス社の本

こわいほどよくわかる新型コロナとワクチンのひみつ

近藤誠……著

定価１４３０円（税込）
ISBN978-4-8284-2269-5

売れ続けてロングセラー10刷！

新型コロナとワクチンをめぐる
メディアが伝えない一番「大事」な話を
著書累計４００万部突破の近藤誠医師が
世界一わかりやすく解説！

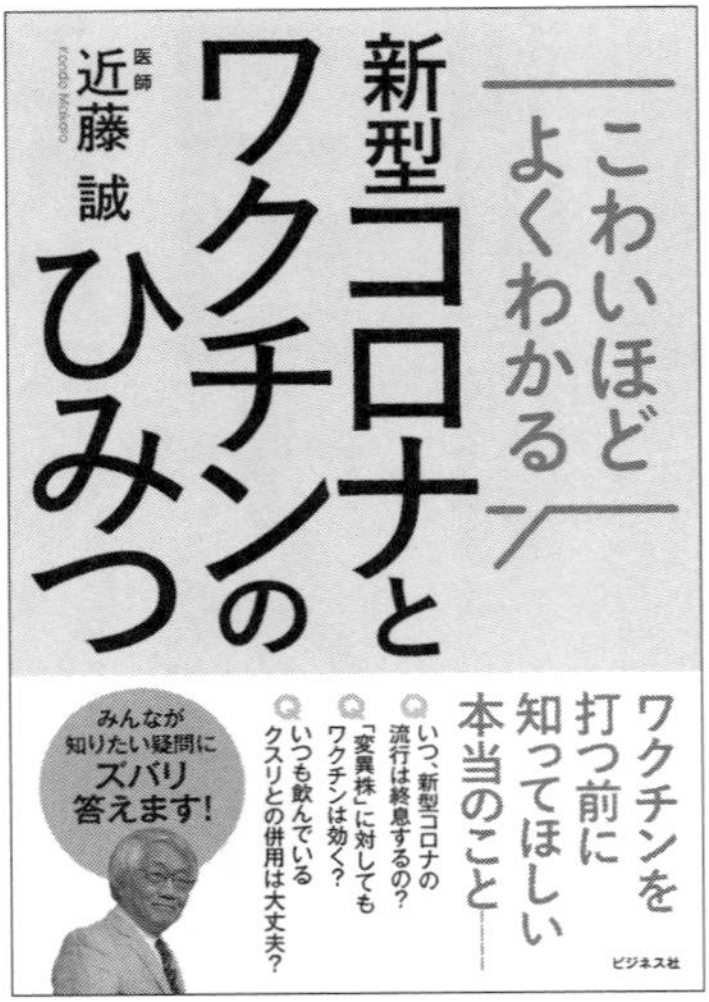

本書の内容